Feichtinger/Stanzl

Die Unfruchtbarkeitsfalle

Wilfried Feichtinger
Eva Stanzl

Die Unfruchtbarkeitsfalle

Wie es dazu kommen kann, dass man den Zug verpasst

Orac

Der Abdruck der Zitate in diesem Buch erfolgt
mit freundlicher Genehmigung von:

S. 66/67: Österreichisches Institut für Familienforschung der Universität Wien (Marita Haas: Monat 6 – Elternteilzeit. Ein Schritt zurück [Jänner/Februar 2009]);
S. 71–73: Ulrich Greiner, Kolumnist von DIE ZEIT (Ulrich Greiner: Was der Mann nicht kann, DIE ZEIT [6.4.2006]);
S. 110, 114–118: Elsevier GmbH (Gerlinde Wawra: Psychosoziale Dynamik bei unerfülltem Kinderwunsch, in: Micha Bitschnau/ Anton Drähne [Hrsg.]: Homöopathie in der Frauenheilkunde [2006]);
S. 119: Verlag Königshausen & Neumann, GmbH (Wolfgang Janke: Plato. Antike Theologien des Staunens [2006]);
S. 182/183: Harald Martenstein, Kolumnist von DIE ZEIT (Harald Martenstein: Die Seiten wechseln, ZEITMagazin [23.12.2008]).

www.kremayr-scheriau.at

ISBN 978-3-7015-0520-3

Schutzumschlaggestaltung: Kurt Hamtil
unter Verwendung einer Illustration von Tommy Toons/fotolia.com
Lektorat: Doris Schwarzer
Typografische Gestaltung, Satz: Ekke Wolf, typic.at
Druck und Bindung: GGP Media GmbH, Pößneck

Inhalt

Vorwort
Ein Kreislauf

In Mitteleuropa ist eine Zunahme an Menschen zu verzeichnen, die sich gegen ein eigenes Kind entscheiden. Zusätzlich scheint es mittlerweile endlich auch akzeptiert zu sein, dass die eigene biologische Mutterschaft beziehungsweise Vaterschaft eben nur eine (vielleicht sogar in der Vergangenheit oft überschätzte) von vielen möglichen Komponenten jenes großen Spektrums an Facetten ist, die sich unter dem Überbegriff „Familie" subsumieren lassen. Freunde oder Verwandte, denen etwa – trotz ihres Singledaseins ohne eigene Kinder – die Kinder anderer nicht egal sind, Adoptionen, gleichgeschlechtliche Beziehungen, Patchwork-Familien und vieles mehr sind zu Recht in Zahl und Akzeptanz zunehmende Aspekte dieses angesprochenen Spektrums. Und trotzdem – für viele Menschen ist die Erfüllung des Wunsches nach eigenen Kindern immer noch von zentraler Bedeutung.

Ob nun die Zahl jener Paare, die auf natürlichem Weg keine Kinder bekommen können, zunimmt/zunahm oder nicht, die Reproduktionsmedizin mit ihrem Ziel der Hilfestellung bei unerfülltem Kinderwunsch hat seit ihren ersten Schritten vor etwa drei Jahrzehnten in unseren Breiten enorm an Bedeutung gewonnen. Es ist absolut selbstverständlich, dass man all jenen Paaren, die die Hilfe moderner Reproduktionsmedizin in Anspruch nehmen, den gleichen Respekt und die gleiche Akzeptanz zuteilwerden lässt wie allen anderen Vertretern der verschiedenen Aspekte „familiären" oder eben nicht mehr so familiären Zusammenlebens beziehungsweise Engagements. Allerdings, obwohl das öffentliche Gesundheitssystem mittlerweile in vielen Ländern diese Gleichwertigkeit dadurch zum Ausdruck bringt, dass ein Großteil der für reproduktionsmedizinische Dienstleistungen anfallenden Kosten übernommen wird, gibt es betreffend Toleranz und Akzeptanz leider immer noch Nachholbedarf.

Sie werden zwar immer weniger, aber es gibt noch zu viele, die der Reproduktionsmedizin und damit auch jenen, die sie in Anspruch nehmen, reserviert gegenüberstehen. Die Begründung dafür wird wohl in bestimmten Ängsten zu suchen sein, die so manche in Verbindung mit den aktuellen und noch kommenden wissenschaftlichen/medizinischen Errungenschaften moderner Reproduktionsmedizin haben. Viele davon mögen unbegründet sein, andere mögen aber ihre Berechtigung haben.

Wer ist in unseren Breiten nicht ein glühender Anhänger der Demokratie? Auch wenn wir doch wissen, dass Demokratie nicht immer notwendigerweise Garantien für ethische Lösungen bieten kann, weil Mehrheiten eben nicht immer Recht haben. Und doch bin ich zutiefst davon überzeugt, dass es für eine weitere Zunahme der Akzeptanz moderner Reproduktionsmedizin unbedingt notwendig ist, einen – den – demokratischen Diskurs stets auf dem aktuellsten Stand der Wissenschaft im Lauf zu halten. Nicht alles Machbare soll automatisch gemacht werden. Der Fortschritt braucht auch Restriktionen. Andererseits müssen Patienten stets dem neuesten Stand der Wissenschaft entsprechend behandelt werden.

Um Abwägungen dieser Art zu ermöglichen, muss eine breite öffentliche Diskussion über alle Pros und Contras geführt werden. Die Ergebnisse einer solchen breiten, informierten, konstruktiven Diskussion müssen in Gesetze gegossen werden, innerhalb deren Rahmen sich die Reproduktionsmedizin, so wie alle anderen medizinischen Fachbereiche, bewegen soll und darf.

Zu den wohl wichtigsten Instrumenten, um diesen Kreislauf in Gang zu bringen, gehören Bücher wie das hier vorliegende von Eva Stanzl und Wilfried Feichtinger. Dieses Buch ist aus einer Interaktion entstanden, die, obwohl sie eigentlich vollkommen unverzichtbar geworden ist, trotzdem leider noch viel zu selten stattfindet. Hier interagiert eine Journalistin mit einem Mediziner/Wissenschaftler – zwei Experten also, der eine für einen medizinischen Fachbereich, die andere für die Vermittlung komplexer Zusammenhänge in für den Laien verständlicher Art und Weise. Reproduktionsmedizin mit all seinen naturwissenschaftlichen, humanmedizinischen, psychologischen, gesellschaftlichen u.v.m Aspekten war das Thema dieser Interaktion. Lesen Sie, unterhalten Sie sich und werden Sie Teil des Kreislaufs.

Markus Hengstschläger, Juni 2009

Kapitel 1

Kinderwunsch und Lebensplan

Wie es dazu kommen kann, dass man den Zug verpasst

Es ist ein Wunder, sagt das Herz.
Es ist eine große Verantwortung, sagt der Verstand.
Es ist viel Sorge, sagt die Angst.
Es ist eine enorme Herausforderung, sagt die Erfahrung.
Es ist das größte Glück, sagt die Liebe.

Vor knapp einem Jahr wäre Ulrike nicht auf die Idee gekommen, diese Sätze zu schreiben, obwohl sie sich mit dem Thema täglich auseinandersetzte. Sie schickte sie jetzt an ihr Behandlungsteam, nachdem sie ihr Baby bekommen hatte, als ehemalige Kinderwunsch-Patientin. Doch was empfinden Frauen und Männer, die sich Kinder wünschen, der Wunsch aber nicht in Erfüllung geht?

Die ersten Jahre reden sie kaum vor Dritten darüber. Das Thema ist nun einmal unter der Gürtellinie angesiedelt und erscheint schon allein deshalb als zu persönlich, um es bereitwillig zu diskutieren. Der Partner könnte verletzt werden, jedenfalls der unfruchtbare Teil der Verbindung. Selbst unter Aufgeklärten und Sachorientierten könnten

Gespräche über einen unerfüllten Kinderwunsch immer noch als Tratsch und in Form banaler Witze ihr Publikum finden. Schon zu Großmutters Zeiten war das so. Dass es bei der oder der „nicht klappte", wurde allenfalls hinter vorgehaltener Hand thematisiert. Darauf, dass der Mann die Ursache sein könnte, kam man gar nicht, wurde doch seine Bedeutung als zeugungsfähig vorausgesetzt und schien daher jenseits möglicher medizinischer Komplikationen.

Der diskrete Umgang mit dem Thema geht auf archaische Verhaltensmuster zurück, die aber in unserer Gesellschaft – wenn auch in stark abgeschwächter Form – immer noch anzutreffen sind. Ihren ursprünglichen Stellenwert erkennen wir anhand heute noch konservativ erhaltener Kulturkreise, in welchen die kinderlos gebliebene Frau verstoßen und der fälschlicherweise für impotent gehaltene Mann allgemeiner Verachtung ausgeliefert wird.

Im krassen Gegensatz zum Verdrängen und Verschweigen steht die Allgegenwart des Themas in den Medien. Womit wir uns die Logik der Schlagzeilenmacher vergegenwärtigen müssen. Denn anders als bei den Tagesmeldungen aus Politik und Wirtschaft gilt: Nachrichten aus der Welt der Medizin müssen gute Nachrichten sein, um Schlagzeilen zu machen. Denn sie stehen für den Fortschritt.

Dazu ein paar Beispiele zum Vergleich:

„Krebspatient geheilt!" wird auf mehr Interesse stoßen als „Weiterhin keine Heilung für Krebspatienten", wiewohl letztere Schlagzeile ein Drama mit bösem Ausgang erahnen lässt.

„HIV-Impfstoff entdeckt" würde sofort die Titelseiten beherrschen, „Kein Fortschritt bei Suche nach HIV-Impfstoff" hingegen im Kleingedruckten zu finden sein.

„Prinzessin erwartet ein Baby“ als Schlagzeile wäre durchaus imstande, die Fadesse beim Friseur aufzumischen, hingegen wäre „Prinzessin erwartet kein Baby“ der Langweiler der Woche.

Wenn also Nachrichten aus der Welt der Medizin nach dem Prinzip „nur gute Nachrichten“ gesiebt werden, dann ist es nicht weiter verwunderlich, dass kinderlos Gebliebene versucht sind, an Wunder zu glauben. Jetzt, wo sie ihre Familienplanung nicht in den Griff bekommen haben, würde die Medizin helfen, sind sie versucht zu glauben.

„Das geht doch heute alles eh schon viel länger“, sind die vermeintlich beruhigenden Worte, die Frauen Ende 30, die noch keine Kinder haben, jedoch die biologische Uhr ticken hören, von ihren Freundinnen gesagt bekommen, wenn sie ihre Sorge aussprechen, dass sie am Ende kinderlos bleiben könnten. Und die sie wohl manchmal auch zu sich selbst sagen. Statt die Fakten zu registrieren, ernst zu nehmen und das Problem anzusprechen, beschließen sie zuzuwarten und allenfalls später einmal zum Arzt zu gehen. Übersehen oder verdrängt wird dabei: Auch die Götter in Weiß können die biologische Uhr nicht zurückdrehen.

Dieses Buch wendet sich sowohl an jüngere Menschen, um die Bedeutung einer rechtzeitigen Familienplanung zu postulieren, wie auch an derzeit noch Kinderlose, um die Möglichkeiten der Medizin zu beschreiben.

Dazu zitieren wir aus einer Auswertung einer Internetumfrage des Online-Magazins *beQueen*, an der sich 465 Personen aus der Zielgruppe beteiligten, 93 Prozent Frauen und 7 Prozent Männer.

76,5 Prozent der Befragten hatten noch kein Kind, wünschten sich aber zu einem späteren Zeitpunkt mindestens eines. 9,5 Prozent hatten schon ein Kind und wünschten sich auch noch weiteren Nachwuchs.

Knapp 29 Prozent der Befragten würden sich von ihrem langjährigen Partner trennen, falls dieser unter keinen Umständen Nachwuchs haben möchte.

46 Prozent der Befragten hielten das Alter zwischen 26 und 30 Jahren für besonders geeignet, um gezielt nach einem Partner für die Familiengründung zu suchen.

57 Prozent der befragten Frauen wollten mindestens zwei bis fünf Jahre Berufserfahrung vor einer Familienpause einplanen, um anschließend ihrer Meinung nach wieder gut in den Beruf einsteigen zu können.

47 Prozent der befragten Frauen gehen davon aus, dass eine Elternzeit negative berufliche Konsequenzen nach sich zieht, denn

68 Prozent würden ihr Kind bis zu einem Alter von zwei Jahren gerne ganztags selbst betreuen.

Soweit die Ergebnisse der Umfrage.

(www.bequeen.de/kinder-und-familie/schwangerschaft)

Aus eigener Erfahrung fügen wir hinzu:

Als Journalistin, die intensiv berufstätig ist und in einem Alter, in dem sie sich schon allein deswegen zunehmend intensiver mit dem Thema auseinandersetzt, und als Arzt, der täglich mit Fällen von unerfülltem Kinderwunsch konfrontiert ist, wissen wir, dass besonders Frauen ungewollt und mangels rechtzeitiger Planung den Zug verpassen.

Zwar ist uns bewusst, dass das nicht für alle ein Problem ist – wie Ulrike Stelzl, Wahlärztin für Allgemeinmedizin in Graz, trefflich beschreibt:

„Letztens sagt ein Bekannter zu mir: ‚Du bist 40, du musst jetzt wirklich schauen, dass du endlich schwanger wirst. Sonst wirst du hochneurotisch und über die Sinnlosigkeit des Lebens jammern. Dann wirst du dir zwei Katzen zulegen und spinnen.' Natürlich war ich geschockt, doch dann habe ich gedacht: Ich habe einen wunderbaren Partner, einen Beruf, den ich liebe, tolle Menschen um mich herum: Eine Katze wird reichen!"

(*Medical Tribune*, 25. März 2009)

Jedoch wissen wir auch, dass viele andere sich Kinder sehr wünschen. In der Regel beginnt bei Frauen ab dem Alter von 35 Jahren die biologische Uhr zu ticken, bei Männern ab Mitte 50. Jene, die sie hören, stehen oft auf dem Höhepunkt ihrer Karriere und haben nur noch wenige Jahre, um ihren Kinderwunsch in die Realität umzusetzen. Sie sind daher gewissermaßen unter Druck, eine Entscheidung zu treffen: Möchte ich noch ein Kind oder möchte ich keines? Passt die Situation überhaupt? Soll ich jetzt wirklich meine Karriere unterbrechen – oder nicht doch noch ein bisschen warten? Sie sehen sich vielfach in einem Konflikt zwischen der Planung ihres persönlichen Lebens und der Karriereplanung.

An der Schnittstelle zwischen Desinformation, Sorge und Trost spendender Hoffnung in die Medizin sind sich viele noch kinderlose Frauen und Männer zudem nicht gänzlich bewusst, wie sehr das Alter die Möglichkeit, Kinder zu bekommen, beeinträchtigt. Professor Abha Maheshwari und sein Team von der Universität Aberdeen in Schottland hat 724 Frauen befragt, die zum Zeitpunkt der Befragung entweder bereits schwanger waren oder Reproduktionsmediziner besuchten, weil sie nicht schwanger wurden. Zwar war den meisten der befragten Frauen bewusst, dass die Fruchtbarkeit nach und nach abnimmt. Jedoch war sich ein überraschend hoher Prozentsatz nicht gewahr, in welch frühem Lebensalter das Risiko zunimmt, nicht schwanger werden zu können. Weitverbreitet war hingegen das Hoffen auf und Glauben an die „letzte Möglichkeit“ der In-vitro-Fertilisation (IVF).

„Besonders Frauen, deren fruchtbares Alter in der Regel kürzer ist als das von Männern, sollten sich voll und ganz im Klaren sein über die Risiken ihrer Entscheidung, eine Schwangerschaft aufzuschieben“, subsumiert Maheshwari in der Fachpublikation *Fertility & Sterility*. Und weiter: „Unsere und andere Studien zeigen, dass Frauen dringend entsprechend ausführliche Informationen erhalten sollten über die möglichen Folgen einer solchen Entscheidung.“

Die Auswertung der Fragebögen der 362 schwangeren Frauen und der 362 Frauen in Kinderwunsch-Behandlung brachte nämlich zutage: 85 Prozent der Frauen mit Fruchtbarkeitsproblemen und 76 Prozent der Schwangeren wussten zwar, dass die Fruchtbarkeit im Alter von zwischen 30 und 40 Jahren abnimmt. Ein guter Schnitt, könnte man meinen. Die Wissenschaftler sahen das aber anders. Für Maheshwari und sein Team war die Tatsache, dass dieses Wissen nicht 100-prozentiges Allgemeingut ist, so erschütternd, wie wenn die 15 beziehungsweise 24 übrigen Prozent der Befragten tatsächlich an den Storch glaubten oder dass die Erde eine Scheibe sei.

Gegenüber dieser Ignoranz (die wohl auch auf ungenügende Aufklärung bereits im Schulunterricht zurückzuführen ist) steht eine öffentlich geführte Werte-Diskussion zu den ethischen Implikationen der Medizin. Ihre Proponenten hinterfragen, ob medizinische Methoden, bei denen der Sexualakt von der Fortpflanzung getrennt wird, mit christlich-westlichen Grundwerten vereinbar sind. Die an sich ethisch sehr wertvolle Diskussion hat jedoch nur beschränkt Sinn, wenn manche der Teilnehmer in der Bevölkerung weitgehend uninformiert sind über die Grundlagen der Biologie. Noch schlimmer ist, dass kaum eine Diskussion die Frage des Problems „Leben ohne Kinder“ aufgreift.

Dabei sind die Gründe, die dazu führen können, dass die Verwirklichung eines Kinderwunsches zu lange verschoben wird, ebenso vielfältig, komplex und individuell wie die Entscheidung, eine Familie zu gründen. Das zeigen folgende Auszüge aus Vorsprachen in der Sprechstunde, Interviews und Gesprächen zwischen Freunden zu den Themen „Leben mit Kindern“, „Leben ohne Kinder“ und „Kinderwunsch“. Sie verdeutlichen die Motivation und die Triebkraft für unterschiedliche Formen von Lebensplanung und die Umstände, die dazu führen können, dass Menschen Kinder bekommen – oder auch nicht. Sie zeigen eine Palette an Überlegungen zur Familienplanung und machen klar, was dazwischenkommen oder begünstigend wirken kann, und sie sind die Basis für dieses Buch. Wenn es darum geht, Leben zu geben, dann ist es nur logisch, beim Leben zu beginnen, Erzählungen aus dem Leben schienen uns daher ein sinnvoller Einstieg. Dabei möchten wir unseren Leserinnen und Lesern erlauben, eigene Schlüsse zu ziehen und Verbindungen herzustellen zwischen den Erfahrungen der Interviewpartner und den wissenschaftlichen Inhalten in den Folgekapiteln, die sie in anderer Form wiedergeben. Wir beginnen mit generellen Überlegungen und mit dem Wunsch, keine Kinder zu haben, und gehen weiter zu unerfülltem Kinderwunsch bis hin zu erfülltem Kinderwunsch und Familienleben.

„... wirklich ein Kind?"
Lisi (36), Wirtin, und Maria (39), Keramikerin

Lisi: „Also Maria, ich kann mir nicht vorstellen, dass du wirklich ein Kind willst, aber das habe ich dir schon gesagt."

Maria: „Und es nervt mich immer, wenn du so redest, weil es nicht stimmt."

Lisi: „Maria, du gehst nicht auf Kinder zu. Sie interessieren dich eigentlich nicht."

Maria: „Das stimmt nicht. Ja – ich gehe nicht auf Kinder zu in dem Sinn, dass ich sie mit übertriebener Babysprache überfalle, weil ich diese ganze Gebärdung rund um Kinder lächerlich finde. Aber das bedeutet nicht, dass ich keine Kinder will."

Lisi: „Aber auf Katzen gehst du zu."

Maria: „Weil ich bei Katzen Erfahrung habe. Ich kenne Katzen, bei uns daheim gab es immer Katzen. Wie Kinder sind, weiß ich nicht, wir hatten nie Kinder, keine Cousinen, keine Nichten, unser Familienzweig stirbt mit mir und meiner Schwester aus. Ich bin also unsicher, weiß nicht so recht, wie Kinder funktionieren oder wie sie mit mir funktionieren, und das macht mich traurig. Und daher scheu. Aber das bedeutet nicht, dass mich Kinder nicht interessieren – im Gegenteil. Ich beobachte deine Nichte Leni die ganze Zeit, ich halte sie für ein unglaubliches Kind, die ist ganz toll, denn die wird nicht einmal was, sondern die ist schon was. Aber ich gehe aus der Distanz damit um, denn das ist die Art und Weise, wie ich weiß, wie. Es ist sehr differenziert, und deswegen macht es mich rasend wütend, wenn du mit deinem Pauschalunsinn daherkommst."

Lisi: „O.k., das verstehe ich. Aber in einer Freundschaft ist wichtig, die Dinge offen anzusprechen. Ich frage mich ja selber. Ich habe so viel zu tun, beruflich, und jetzt mit meinem Doktorat – auch das Geld ist knapp im Moment. Ich habe mir gedacht, wenn es in den nächsten paar Jahren nicht passiert und ich es verpasse, dann adoptiere ich."

Maria: „Du kannst nur bis 40 adoptieren. Außer du willst ein Kind aus Afrika oder Asien."

Lisi: „Das würde ich machen."

Maria: „Ich würde das auch machen. Ich frage mich nur, ob man da wirklich etwas Gutes tut, weil man ja nicht weiß, unter welchen Umständen das Kind geboren wurde, ohne Liebe in den ersten Wochen vielleicht, und dann kommt es noch auf einen anderen Kontinent, in eine andere Gesellschaft, ist also massiv entwurzelt."

Lisi: „Maria, wie oft warst du schon in einem Slum?"

Maria: „Noch nie."

Lisi: „Ich schon einmal, und ich glaube deshalb, man würde da jemandem wirklich etwas Gutes tun. Man gäbe ihm eine echte Lebenschance."

„... ich bin mir genug"
Doris (41), Marketingleiterin

„Warum keine Kinder? Weil es mich extrem stressen würde, wenn ein Teil von mir dauerbeschäftigt wäre. Von der Arbeit nach Hause zu kommen und dann keine Ruhe zu haben, würde ich nicht aushalten. Da bin ich mir wirklich genug. Nicht Zeit für mich zu haben, würde ich fürchterlich missen. So gerne ich unter Leuten bin genieße ich es, allein zu sein – es ist ein Herunterkommen vom Stress ... Ich glaube, ich empfinde das so, seit mein Bruder auf die Welt gekommen ist. Vorher war ich zehn Jahre lang ein

Einzelkind. Und dann wollten plötzlich alle meine Freundinnen ihn mit dem Wagerl durch die Gegend schieben und ich fand das vollkommen blöd und wollte das nicht. Wenn man vorher 100-prozentige Aufmerksamkeit genossen hat und plötzlich bekommt man weniger als 50 Prozent, ist das schmerzhaft, und ich dachte: Ich möchte kein Kind. 100 Prozent meiner Aufmerksamkeit einem Kind zu geben, kann ich mir nicht vorstellen. Ich möchte nicht, dass meine Entscheidungen von jemand anderem abhängen, speziell wenn mein Partner nicht voll und ganz mitzieht. Aber das ist nicht alles: Ich war zwei Mal schwanger und ich empfand, was in mir wuchs, als Fremdkörper – wie ein Alien, der nicht zu mir gehört. Ich hatte auch fürchterliche Schmerzen, die ich zu diesem frühen Zeitpunkt noch nicht hätte haben sollen, und ich war froh, wie es weg war. Es war eine Erleichterung, ich dachte: ‚Gott sei Dank!' Im Nachheinein habe ich es nie bereut.

Natürlich wird es irgendwann so sein, dass mich im Alter niemand besucht. Wenn einem niemand mehr hilft, kümmern sich die Kinder vielleicht selbstverständlich und automatisch. Das wird bei mir nicht so sein. Aber es wäre nicht richtig, einen Kinderwunsch aus dieser Angst zu kreieren. Wenn man total verliebt ist und einander vertraut, dass man die Dinge gemeinsam angeht und Probleme gemeinsam löst, und wenn dann aus dieser Liebe der Wunsch nach einem Kind entsteht, dann ist das ein gutes Motiv und so ist meine Märchenvorstellung. Aber was mich betrifft, bleibt da immer noch das Gefühl, dass ein Embryo, der in mir wächst, ein Alien ist: Es ist nicht meine Leber, nicht mein Magen, sondern etwas Fremdes. Ich stelle mir auch den Geburtsschmerz ganz schlimm vor und ich finde die Tatsache, dass ich keine Kinder möchte, so natürlich wie die Tatsache, dass andere einen Kinderwunsch haben.

Meine Mutter hat mich mit 18 bekommen, mein Vater war 19. Niemand kann mir erzählen, dass meine Eltern gejubelt haben, als sie herausfanden, dass meine Mutter mit mir schwanger ist. Möglicherweise kommt der Gedanke des Eindringlings also durchaus von meiner Mutter."

„... Vater und Mutter und Kind"
Virginia (36), Doktorandin

„In der Pubertät habe ich mir vorgestellt, dass ich mit 28 verheiratet sein möchte und das erste Kind bekomme – wahrscheinlich, weil meine Mutter 28 war, als ich zur Welt kam. Dafür hab ich dann eigentlich sehr früh geheiratet – mit 20. Es war eine Liebesheirat, die aber auch einem Mann den Aufenthalt in Österreich ermöglichen sollte. Ich dachte, es ist ein Stück Papier und wenn es ihm hilft, dann gerne, und ich liebe ihn.

Und dann kam das Thema Kinder zur Sprache. Seit ich 16 war, hatte ich die Pille genommen. Mein Vater schleppte mich damals zum Frauenarzt, weil ich einen Mann geküsst hatte und er Angst hatte, dass ich dann sofort schwanger sein könnte. Unendlich peinlich. Jedenfalls, mein Mann wollte unbedingt Kinder und ich dachte, ja, warum nicht jetzt. Ich habe die Pille abgesetzt, wurde aber nicht schwanger. Dann ging der eine und andere Beziehungsstreit los. Mir war klar, dass Kinderkriegen eine Verantwortung ist, für die die äußeren Umstände auch passen müssen. Doch mein Mann war sehr eifersüchtig, begann Drogen zu nehmen und ich dachte: Ich weiß nicht, ob diese Beziehung Zukunft hat. Ein Jahr später haben wir uns getrennt.

Danach habe ich gar nicht mehr über Kinder nachgedacht, sondern das Wesentliche war, was fange ich jetzt mit meinem Leben an. Ich zog nach Wien und ich machte die Aufnahmeprüfung an der Akademie für die Restaurierungsklasse – heute arbeite ich an meinem Doktorat.

Während meines Studiums hatte ich eine zehnjährige Beziehung, eigentlich mit einem wahnsinnig liebevollen Mann, der mir am Anfang irrsinnig viel gegeben hat. Wir hatten den Traum, irgendwann später Kinder zu bekommen, wenn ich mein Doktorat hätte, mit der Vorstellung, dass ich arbeiten würde und er auf die Kinder aufpasst. Aber es war immer ein ‚Schmähgespräch', weil so etwas für unsere Generation doch noch relativ atypisch ist und ich mir das im Endeffekt doch nicht wirklich vorstellen kann.

In dieser Zeit bekam ich immer die Regel zu spät, wenn ich zurückdenke, war mein Hormonhaushalt wohl total durcheinander – ich erklärte mir das auf allerlei Art, aber im Endeffekt hatte ich damals noch nie einen Orgasmus gehabt. Ich las einiges darüber und da stand, es gebe genug Frauen, die keinen Orgasmus haben können, und ich dachte, offensichtlich gehörst du dazu.

Danach hab ich jemanden kennengelernt, mit dem das ging. Seit zwei Jahren Orgasmus beim Sex kommt die Regel regelmäßig. Wenn man mich fragt, ob ich jetzt gerne ein Kind haben möchte, dann sage ich: Je älter ich werde, desto unreifer fühle ich mich dafür. Mit 20 denkt man, alles geht immer irgendwie. Jetzt sehe ich, ja, die letzten 15 Jahre haben wir nach diesem Motto durchgestanden. Es ging immer irgendwie. Aber jetzt weiß ich, was alles sein kann, und ich bin nachdenklich. Andererseits glaube ich, dass sich mit der Schwangerschaft über das Mutter-Kind-Gefühl die Zuversicht einstellt.

Ich möchte nicht ein Kind haben, nur um ein Kind zu haben, also kein Kind bloß als Erfüllung von Erwartungshaltungen. Für mich braucht es die ganze gute alte Familie, also Vater und Mutter und Kind, und die haben da zu sein, für einander. Ich würde nie ein Kind allein haben wollen. Zwischen Mann und Frau sollte es wirklich so funktionieren, dass man sagt: Wir hätten gerne ein Kind und wir möchten etwas weitergeben – anstatt zu sagen: Es ist passiert, und wie kann man das meistern. Auf der anderen Seite wurde der Großteil der Menschen so geboren, also muss das System ja funktionieren.

Jedenfalls geht es mir um die Entscheidung, etwas weitergeben zu wollen. Ich bin mir nicht sicher, ob ich derzeit behaupten könnte, dass ich etwas weiterzugeben habe. Aber ich habe nicht das Gefühl, dass ich mich beeilen muss. Meine Frauenärztin hat mir nach einer Untersuchung gesagt, ich müsse mir keine Gedanken machen, bei mir sei alles in Ordnung. Also empfinde ich keinen Stress."

„... daran denken, was endlich ist"
Karin (44), Zahntechnikerin, und Michael (46), Zahntechniker

Karin: „Es ist immer so viel passiert, dass das Kinderkriegen nicht passierte. Sie müssen wissen, seine und meine Eltern waren im Alter sehr krank. Da lebt man mit, und zwar von Arzttermin zu Arzttermin und bis die nächste Rettung kommt."

Michael: „Es summieren sich Minuten. Und aus Minuten werden Stunden und Wochen und Jahre. Mein Vater hatte praktisch alle Krankheiten, der war schon krank, als ich ein Kind war. Ich musste immer ruhig sein, man hat mir immer gesagt: ‚Mach keinen Wirbel, der Papa ist krank.'"

Karin: „Wir sind seit 25 Jahren zusammen, aber wir haben schon miteinander Schulaufgaben gemacht. Dann haben wir die Zahntechniker-Lehre gemacht. Ein Paar wurden wir nach der Gesellenprüfung. Da war ich 19 und er 21. Dann waren wir tanzen. Wir waren sechs Jahre lang Tuniertanzen, es verging kein Tag ohne Tanzen. Damals haben wir noch nicht an Kinder gedacht, ich hab eine Wohnung gekauft, den Führerschein gemacht."

Michael: „Ich hab nebenbei noch die Abendmatura gemacht."

Karin: „Wir sind lange nicht zusammengezogen, denn wir haben – beide – immer unsere Mütter bei uns gehabt und wir haben ihnen geholfen. Und die sagten uns immer: ‚Schaut, dass ihr ja keine Kinder bekommt.' Warum die immer so gegen Kinder waren, habe ich nicht verstanden."

Michael: „Bei so vielen Krankheiten wie in unseren Familien wird man vorsichtig."

Karin: „Die Krankheit meiner Mutter war sehr arg. Sie hatte einen Kindskopf-großen Tumor und ich hab ihr das alles gemacht und verbunden, das hat fünf Stunden am Tag gedauert. Wir hatten in dieser Zeit eineinhalb Jahre keinen Sex."

Michael: „Wenn man solche Arbeiten verrichtet, dann kühlt sich das ab. Du kommst nicht nach Hause mit einer Rose zwischen den Zähnen und sagst: ‚Hier bin ich, mein Schatz.'"

Karin: „Ich konnte es vor allem seelisch nicht, mich vergnügen, wenn meine Mama so krank ist. Nachdem sie gestorben war, hatte ich prompt einen Bandscheibenvorfall."

Michael: „Ja, das war schlimm. Aber auch sonst war alles so wahnsinnig kompliziert und umständlich."

Karin: „Kannst' dich erinnern, wie wir den Garten dazugekauft haben? Meine Eltern hatten einen Schrebergarten, aber da war nie Platz für uns. Und deswegen haben wir einen eigenen Garten gekauft, weil wir dachten, wir bauen ein Häuschen für uns. Na das war ein Wahnsinn! (lacht) Da haben wir vier Jahre geschuftet, die haben uns das Fundament schief betoniert, dann waren die Kanäle verschmutzt – aber gut, wir haben halt geglaubt, es ist eine gute Idee. Aber wie das fertig war – zwischen 1995 und 2000 –, da hätten wir's tun sollen: Da hätten wir ein Kind machen sollen. Ab 2000 war meine Mutter krank und davor wäre es gut gewesen."

Michael: „In dieser Zeit haben wir ja auch eine Weltreise gemacht. Und eine größere Wohnung gesucht. Aber wir haben keine gefunden, also nicht eine, die so war, wie wir sie wollten, und die wir uns halt auch leisten hätten können."

Karin: „Wir haben damals weniger Geld gehabt als jetzt und ich wollte nie ein Kind haben, so wie ich eines war – nach dem Motto: ‚Krieg ein Kind und das geht dann schon irgendwie.' Ich selber bin als Kind immer so mitgerannt. Meine Mutter hat sich scheiden lassen, als ich drei Jahre alt war, und dann zog sie mich alleine groß. Ich hatte nie ein eigenes Zimmer und niemand kümmerte sich um mich. Zu meinem Vater hatte sie keinen Kontakt mehr, ich habe nie wieder etwas gehört von ihm, und wahrscheinlich hat sie mir immer gesagt: ‚Nur keine Kinder', weil sie es selbst so schwer hatte. Ich hatte jedenfalls als Kind von meiner Mutter wenig. Ich war zuerst bei der Großmutter und dann im Halbinternat. Wenn ich also selber ein Kind habe, dann will ich Zeit dafür haben."

Michael: „Bei mir war es genau das Gleiche, meine Mutter hat bei uns alles entschieden. Mein Vater war sehr krank, und bei uns ging es sich finanziell und gesellschaftlich gerade so aus. Und weil das alles so knapp war, hat es immer geheißen: ‚Du musst dich zusammenreißen, Michael.' Ich wollte Gitarre lernen, die haben mich gefragt, ob ich spinne."

Karin: „Es gibt Leute, die sind schon ganz jung erwachsen. Dazu gehören wir beide nicht. Ich hab mir als junger Mensch jedenfalls nie vorgestellt: Ich will zwei Kinder, denn das wusste ich nicht. Jetzt will ich es, weil ich die Torschluss-Panik habe. Ein Kind ist das Einzige, was bleibt, es ist die einzige Möglichkeit zu sagen, ich war für irgendetwas gut, es ist unser Bestimmungszweck und der Grund, warum wir da sind. Aber das habe ich erst jetzt begriffen. Und dazu kommt: Ich fühle mich ohne Kind nicht ganz als Frau."

Michael: „Titel, Studien – ist alles wunderbar. Aber ein Kind ist das Wichtigste. Obwohl: Meine Mutter hat mich auch erst mit 40 bekommen."

Karin: „Als ich 40 war, fanden wir endlich eine Wohnung, familiengerecht wie wir sie uns vorgestellt hatten. Und dann haben wir gesagt: Jetzt heiraten wir endlich auch noch kirchlich."

Michael: „Ein bisserl ‚überwuzelt' waren wir schon, aber es war schön."

Karin: „Dann haben wir die neue Wohnung eingerichtet und die alte verkauft. Jetzt wünsche ich, dass es klappt mit unserem Baby."

Michael: „Jetzt hätten wir Zeit und den Platz. Ein eigener Schreibtisch, eine Lampe, ein Sessel, alles da, was ein Kind braucht."

Karin: „Wir haben uns beide viel zu sehr eingelassen auf das, was unsere Familien brauchten."

Michael: „Das Problem ist, wir waren nicht egoistisch genug. Wenn ich noch einmal 20 sein könnte, würde ich mehr daran denken, was endlich ist, und mir nicht so viel einreden lassen."

Karin: „Und ich würde mir ein Kind nicht so sehr wünschen, wenn ich nicht so einen Partner hätte, wenn ich ihn nicht hätte. Man sagt immer, man soll für einen Mann nicht die Hand ins Feuer legen, aber für ihn würde ich das sofort machen."

„... der schlimmste Schmerz"
Elisabeth (40), Abteilungsleiterin

„Ich bin gesund, aber ich habe keine Familie und keine Kinder. Und jetzt stehe ich da, habe mich von meinem letzten Partner getrennt und muss alles neu überdenken. Ich hatte mir immer vorgestellt, dass ich im Kreis meiner Familie alt werden würde. Ich hatte zwar kein klares Bild davon, ab wann und mit wem und wie genau, aber dafür zweifelte ich das Grundkonzept nie an. Und ich dachte, so etwas passiert einfach – Familie und Kinder kommen von selbst. Jetzt muss ich erkennen: Mir ist bisher noch nichts dieser Art in den Schoß gefallen. Obwohl ich einmal schwanger war, vor zehn Jahren. Aber mein damaliger Partner, mit dem ich damals erst seit drei Wochen zusammen war, wollte kein Kind. Ich ließ mir zwei, drei Wochen Zeit für die Entscheidung, aber mit jedem Tag wollte er es weniger – er sagte das sogar.

Zu meiner heute stets wiederkehrenden Trauer hatte ich damals nicht den Mut, es alleine durchzuziehen, und auch keine Idee, wie. Ich hatte gerade einen Job begonnen als freie Mitarbeiterin, hatte eher wenig Geld und er noch weniger. In der naiven Hoffnung, dass unsere Partnerschaft zuerst eine Chance bräuchte zusammenzuwachsen, nahm ich die Abtreibung in Kauf. Wir gingen zum Arzt, doch auf der Straße dorthin schrie es noch in mir: ‚Nein!' und ich sagte: ‚Ich mag das nicht machen.' Und er schaute mich an und sagte fest: ‚Dann fahren wir jetzt zurück. Es ist deine Entscheidung', und blieb stehen, umarmte mich nicht, sondern schaute mich nur irgendwie neutral an. Wir gingen wie in Zeitlupe weiter in Richtung Arzt. Wenn ich zurückdenke, sehe ich die Bilder danach nur verschwommen, als hätte die Erinnerung einen Schleier darüber gelegt, dass ich mir das einzige Kind nehmen ließ, das ich je haben sollte. Ich wurde nie wieder schwanger.

Jetzt bin ich 40 und habe keinen Partner, mit dem das gehen würde. Ansonsten geht es mir gut, ich bin beruflich erfolgreich, hat lange gedauert und war mühsam erkämpft, aber jetzt läuft es o.k., und oft ist es super, Erfolg tut gut. Aber dass der Beruf mein Lebensinhalt sein sollte, hätte ich mir nie erwartet. Ich bin kein ‚Karrieretyp', und Ellbogenkämpfe machen mir gar keine Freude. Natürlich ist es super, etwas zu erreichen im Beruf – sehr spannend. Aber um ehrlich zu sein, bin ich lieber im Garten, setze Blumen ein und koche für alle. Außerdem: Was mach ich am Abend? Nach wie vor mit meinen Freundinnen ausgehen wie schon vor 20 Jahren – nur vor 20 Jahren steckte noch die Hoffnung darin, dass alles noch möglich ist.

Natürlich hoffe ich noch immer darauf, dass sich mein sehnlichster Wunsch vielleicht doch noch erfüllt, Energie folgt Aufmerksamkeit, sage ich mir. Also lenke ich meine Aufmerksamkeit auf meinen Kinderwunsch, damit ihn das Universum leichter erfüllen kann, selbst wenn ich spät dran bin. Aber je mehr Monate vergehen, desto egaler scheint dem Universum mein Wunsch zu sein. Die Gefühle über die eigene Kinderlosigkeit ändern sich von Monat zu Monat, in denen man sich damit befasst, aber im Grunde ist es der schlimmste Schmerz – fast so schlimm, wie wenn ein Geliebter stirbt. Man kann noch so viele Freunde haben, ja sogar noch so viele Geschwister, es wird einem trotzdem klar, dass einen niemand so richtig braucht – ich meine so richtig, lebensnotwendig und abhängig wie das Leben eines Kindes von der Mutter. Und da fragt man sich zwangsläufig, ob es einen Unterschied macht, ob man auf der Welt ist oder nicht. Ich meine damit nicht, dass ich die Absicht habe mich umzubringen, sondern eher, dass mir die Richtung fehlt und dass es schwierig ist, eine neue zu finden, die so sinnvoll ist wie Leben zu geben.

Wahrscheinlich hätte ich besser planen müssen, mich an den richtigen Mann binden, mich mehr darauf konzentrieren. Trotzdem ist es ungerecht, dass ich nie Familie bekommen habe, denn andere Leute, die ebenso wenig geplant haben, haben das doch auch bekommen – vielleicht sogar ohne es zu wollen. Ich zum Beispiel habe viele Dinge bekommen, die ich nie geplant hatte, aber die Vorstellung von Kindern und Familie hatte ich immer. Es ist schon schräg, eine Vorstellung aufgeben zu müssen von etwas, was man nie gelebt hat, und dabei ist es überraschend schwierig, eine neue Vorstellung für sich zu kreieren. Ich glaube, man muss beim Kinderwunsch genau das vollbringen, was im normalen Leben unmöglich ist: Das Schlimme ist, dass wir planen müssen, was wir nicht planen können – und sei es nur dadurch, dass wir es immer im Hinterkopf haben, anstatt anzunehmen, dass es einfach von selber passieren wird."

„... zwar habe ich kein sexuelles Interesse an Frauen“ Gabor (34), Industriefotograf

„Ich möchte gerne eine Familie, Kinder – das Haus dafür hab ich ja schon. Zwar habe kein sexuelles Interesse an Frauen, sondern an Männern, aber zum Kinderkriegen sind Frauen – wie soll ich sagen – unentbehrlich. Ich bräuchte also eine Frau, die mitmacht – in meinem Fall ginge es ja nur, indem ich meinen Samen spende und die Frau sich damit künstlich befruchten lässt. Eine Möglichkeit wäre, dass wir alle zusammenleben und uns gemeinsam um das Kind kümmern – gemeinsam dafür aufkommen, Erziehung, Schulbildung, alles –, nur halt ohne gemeinsamen Sex. Wir hätten jeweils andere Partner. Eine andere Möglichkeit wäre, nur dass die Mutter des Kindes und ich getrennt leben und uns, was das Kind betrifft, absprechen, es geht ja weniger darum, wo genau die Mutter lebt, sondern wie gut unsere Freundschaft ist – die Beziehung. Eine solche Beziehung setzt voraus, dass beide nicht mit einer fixen Vorstellung daherkommen und beide offen sind, etwas Neues auszuprobieren, für das es derzeit noch kaum erprobte, bewährte Modelle gibt. Man muss also den Willen mitbringen, miteinander zu können, und immer wieder von Neuem die Bereitschaft aufbringen, etwaigen aufkommenden Veränderungen oder Konflikten entgegenzutreten und darüber zu reden. Es setzt viel Flexibilität voraus – und die Basis für die Beziehung ist die Liebe zum Kind.

Diese spezielle Form von Patchwork-Situation mag manchen ungewöhnlich vorkommen, aber wenn man es gut macht, dann wäre es ein wunderschönes großes Netzwerk. Das Kind hätte ganz normal Eltern, aber gleichzeitig zwei Familien, also wahrscheinlich sogar Vorteile, weil es mehr Menschen zur Auswahl hat, auf die es sich beziehen und verlassen kann, wie in einer Großfamilie. Das kann viel besser sein als eine herkömmliche Familie, die über ungelösten, unausgesprochenen Konflikten brütet. Wenn meine Vorstellung klappen soll, müsste man gesprächs- und kompromissbereit sein – denn das Kind ist ja kein Besitz, sondern eine gemeinsame Frucht, die geliebt wird. Das muss zu schaffen sein und ich möchte das machen."

„... ich bin sicher ein seltener Fall"
Herta (50), Private

„Ich bin sicher ein seltener Fall. Ich bin 50 ½ Jahre alt, habe eine 25 Jahre alte Tochter und einen 19 Jahre alten Sohn. Ich bin seit dreieinhalb Jahren mit einem um zehn Jahre jüngeren Mann verheiratet ... Der größte Wunsch meines zweiten Mannes wäre ein Kind mit mir. Als wir uns fanden, war ich 44 Jahre alt und habe mit meinem damaligen Frauenarzt darüber gesprochen. Er sah kein Problem, wir sollten uns nur beeilen. Dass die Chance ohne medizinische Hilfe gering wäre, darauf hat er mich nicht hingewiesen. Mit 48 Jahren habe ich erneut meinen Kinderwunsch anklingen lassen und er meinte, mein Körper sei sicher nicht mehr aufs Kinderkriegen eingestellt. Ich habe versucht, mich damit abzufinden. Nun habe ich einen anderen Frauenarzt kontaktiert, da mein Mann immer wieder seinen Kinderwunsch erwähnt. Dieser hat eine Blutuntersuchung meiner Fertilität angeordnet, mich angerufen und gemeint, man kann sicher noch etwas machen, aber wahrscheinlich nur mehr im Ausland. Ich vermute mit fremden Eizellen. Ich habe meine Periode nur mehr alle paar Monate, und meine Frage ist: Gibt es noch eine Möglichkeit, ein Kind mit meinen eigenen Eizellen zu bekommen?“

„... manche nennen es Gott“
Daniela (47), Reisebetreuerin

„Ich habe früh geheiratet, schon mit 22 Jahren. Aber ich wollte damals noch kein Kind. Ich dachte, die Beziehung sei noch nicht stark genug, um diese Verantwortung zu tragen. Doch anstatt zusammenzuwachsen, wuchs die Beziehung eher wieder auseinander. Als ich Mitte 20 war, ließen wir uns scheiden. Ich habe danach 20 Jahre lang nicht mit einem Mann zusammengelebt.

Natürlich, man kann sagen, man bleibt allein und wird mithilfe eines Samenspenders alleinerziehende Mutter. Aber davor hatte ich Angst. Ich hatte damals – das war vor 20 Jahren – Arbeitskolleginnen, die ihre Kinder allein großzogen, und ich sah, wie sehr sie kämpfen mussten. Sie mussten den Alimenten hinterherlaufen, ein Kind ist teuer. Ich wollte Sicherheit haben für ein Kind und eine gute Basis, und daher habe ich mir Zeit gelassen, gearbeitet und gespart. Und so lebte ich in einer Art Wechselwirkung zwischen zwei Dingen – einerseits fehlte mir der Partner, mit dem ich mir Mutterglück und Kindersegen vorstellen konnte, andererseits baute ich diese Basis auf mit einer Arbeit, die gleichzeitig vielen Veränderungen unterworfen war.

Ich lebe heute in Frankreich, wo ich meinen jetzigen Mann kennengelernt habe. Jetzt, endlich, habe ich den richtigen Partner gefunden und ich wünsche mir wie nichts auf der Welt ein Baby. Es stimmt alles in dieser Partnerschaft, alles, was ich mir vorgestellt habe, ist eingetreten. Allerdings, ich bin in der Zwischenzeit ein bisschen alt geworden, ich bin 47 – und meine Eierstöcke auch. Mein Mann ist 65, aber sein Samenbefund ist wie der eines jungen Mannes. Von ihm aus würde es also gehen. In Frankreich werden Kinderwunsch-Behandlungen nur bis zum Alter von 43 durchgeführt, ich empfinde das als diskriminierend. Wir sind daher nach Österreich gekommen, um eine Behandlung zu machen.

Für die Dauer der Kinderwunsch-Behandlung denkt man an nichts anderes. Jede Tablette, die ich nehme, jede Untersuchung, zu der ich gehe – mein ganzes Leben organisiert sich momentan um die Behandlung. Und in den Zeiten dazwischen ist das Allerschwierigste, sich zu entspannen, die Balance zu finden zwischen großer Hoffnung und kleinen Chancen. Davon zu träumen, dass sich der Wunsch erfüllt, obwohl man ganz genau weiß, dass die Chancen, dass er in Erfüllung geht, nicht einmal 15 Prozent sind. Alle tun, was sie können, aber die Natur entscheidet – manche nennen es Gott."

„… und jetzt habe ich mich verliebt"
Tony (65), Unternehmer

„Kennengelernt haben wir uns auf dem Flug von London nach Tunis – eine Flugzeugbekanntschaft, könnte man sagen. Das war es aber nicht, sondern ich habe mich Knall und Fall in sie verliebt – praktisch auf den ersten Blick, ja, so war das. Wenige Wochen später zogen wir zusammen. Wenn man reifer ist, stellen sich viele Diskussionen und Fragen nicht und man geht direkter, geradliniger an eine

Beziehung heran. Ich arbeite seit 1968 in der Privatfinanz, in den letzten zwölf Jahren als Teil-Eigentümer einer Firma. Ich habe eine Tochter, sie ist 43 Jahre alt.

Ich war einmal verheiratet, dann ließen wir uns scheiden, und seitdem ist es mir nie wieder passiert, dass ich mir weitere Kinder gewünscht hätte. Ich hatte immer wieder Beziehungen, aber Kinder standen eigentlich nie zur Debatte. Und jetzt habe ich mich verliebt, in Daniela. Sie ist 47. Besser gesagt: wir haben uns ineinander verliebt und haben beschlossen, wir hätten gerne Kinder. Daniela wünscht sich wirklich Kinder und ich tu nichts lieber, als sie dabei zu unterstützen. Eine Kinderwunsch-Behandlung ist ein harter Prozess, emotional schwierig. Und dann diese ganzen Injektionen und Tabletten, ich meine für mich ist die Prozedur ja o.k., ich muss ja fast nichts machen, der Arzt sagt, für mein Alter sind meine Samen noch gut, aber Daniela stresst das, und mich stresst es natürlich mit, sie in ihrem Stress zu umsorgen, es ist nicht leicht."

„... eine Erfahrung, die ich machen möchte"
Phillip (37), Landschaftsplaner

„Ich will unbedingt Kinder. Ich kann gut mit ihnen und würde mich total freuen, aber ich möchte das mit einer Partnerin. Kinder waren auch in meiner letzten Beziehung das Thema, aber je länger sie dauerte, desto weniger konnte ich mir das mit meiner damaligen Partnerin vorstellen. Ich möchte, wenn, einem Kind auch die Familie geben, möchte nicht nur ein Kind um des Kindes willen beziehungsweise als Beziehungskitt. Ich war über längere Phasen allein (unter vielen) und hatte große Sehnsucht nach Liebe und

Ankommen. Danach, gemeinsam an einem Strang zu ziehen, eine Familie zu gründen und etwas aufzubauen. Leider bin ich in meinen bisherigen Partnerschaften aber noch nie soweit gekommen. Wenn ich eine Beziehung hätte, bei der dieses liebende Vertrauen, die Nähe und dieser Gleichklang da sind, dann würde ich nicht warten wollen, ich möchte ja nicht ein steinalter Papa werden – was eh schon der Fall sein wird. Das Thema beschäftigt mich jeden Tag, aber ich habe nicht das Gefühl, ich könnte es forcieren, es planen oder daran arbeiten. Ich glaube, dass man durch ein Kind viel lernt, zum Beispiel langsamer und bewusster zu leben, demütiger zu sein, und das ist eine Erfahrung, die ich gerne machen würde. Wenn es nicht klappen sollte, dann geht das Leben halt weiter – man hat ja kein verbrieftes Recht darauf, ein Kind zu bekommen."

„... Kinderwunsch schon ganz früh"
Andrea (29), medizinisch-technische Fachkraft

„Am Land ist es noch eher üblich, dass man früh die Kinder bekommt. Wenn die Mutter und die Großmutter die Kinder nehmen, dann geht das auch, weil auch die Großmütter noch jung sind. Ich habe bewusst auf ein Studium verzichtet und beschlossen, medizinisch-technische Fachkraft zu werden, weil ich schon so früh einen ausgeprägten Kinderwunsch hatte. Meinen Mann freut das jetzt auch, dass wir das so gemacht haben – er ist Uni-Absolvent. Wir haben zwei Kinder und meine Schwiegermutter passt auf, wenn sie krank sind oder wir ins Kino gehen wollen. Aber zwei kleine Kinder sind viel Arbeit, das muss man schon sagen, so viel Freude ich dabei habe: Meinen Teilzeit-Job empfinde ich als Erholung. Ich habe übrigens nicht gewusst, wie sehr mir der Job abgehen würde in der Karenz, jetzt bin ich froh, wieder zu arbeiten. In meinem Freundeskreis ist es unterschiedlich, die Leute haben Kinder je nachdem, was sie beruflich tun. Ich kann mir vorstellen, dass wenn mein gesamtes Umfeld studiert hätte, dann hätte ich das vielleicht auch getan und mit dem Kinderkriegen vielleicht auch gewartet."

„... nie geplant, aber immer willkommen"
Michael (56), Rechtsanwalt

„Mein erster Sohn ist einfach passiert und ich habe sehr jung meine erste Frau geheiratet, weil das Kind unterwegs war, aus keinem anderen Grund. Das ist dann sehr schnell schief gegangen – vielleicht auch deswegen. Nach dem ersten Kind und meiner ersten Ehe dachte ich mir dann ein paar Jahre später, vielleicht sollte ich mit meiner zweiten Frau auch Kinder haben, das geht vielleicht besser mit ihr. Jedenfalls waren meine weiteren Kinder auch nicht geplant. Aber sie kamen nicht überraschend, denn wir sagten: Wenn du schwanger wirst, dann gut, und wenn nicht, dann nicht. Nur eine meiner Töchter haben wir gezielt bekommen, nachdem meine Frau eine Fehlgeburt erlitten hatte, die wir wiedergutmachen wollten. Ich dachte auch nie, ich kann mir das nicht leisten, das war kein Thema. Mein letztes, jüngstes Kind ist besonders zufällig gekommen, da meine Frau spät noch einmal schwanger wurde. Die Kinder waren also nie vorgeplant, aber immer erwünscht.

Dabei haben meine Eltern mir immer gesagt: ‚Pass nur auf, schau, dass du nicht irgendwie einer ein Kind machst'

– der Wunsch bestand also bei mir eben nicht gezielt. Sondern es war eher die Dinge auf sich zukommen zu lassen. Aber viel davon war schwierig. Mein erster Sohn hat mich zum Beispiel früh verloren und meine zweite Frau wollte nicht, dass ich ihn sehe. Natürlich haben wir das trotzdem gemacht, aber es ist nicht alles glatt über die Bühne gegangen und es hat manche Spuren hinterlassen."

„... den Stress loslassen"
Sarah (36), Architektin

„Als ich schwanger wurde, habe ich mir nicht eben ein Kind gewünscht – mein Freund und ich waren höchst überrascht. Bei mir war das Thema Kind nie vordergründig – ich hatte viele Jahre lang nur gearbeitet, 80 Stunden die Woche, wir hatten ein Architekturbüro gegründet und wollten es zum Erfolg bringen. Dann bin ich ausgestiegen, habe also etwas Entscheidendes verändert – und ein Jahr später kam mein Sohn. Ich denke er kam, weil ich meinen Beruf losgelassen hatte. Es ging dabei nicht darum, nicht mehr zu arbeiten an sich, sondern etwas loszulassen und damit den Stress zu beenden, der mich in diesem Büro eingenommen hatte. Wenn man so sehr mit einer Sache beschäftigt ist, wie ich es in meinem Büro war, hat nichts anderes Platz, und dann kommt auch kein Kind.

Meinen Sohn zu bekommen war das Unglaublichste. Ab dem Moment habe ich mein Leben nicht mehr infrage gestellt. Ich war zwar nie der Ansicht gewesen, dass ein Kind das eigene Dasein rechtfertigt, aber es ist tatsächlich so: Ich bin jetzt nicht mehr ausschließlich für mich verantwortlich, sondern auch für ihn. Es ist eine totale Verantwortung, ein unglaublich starkes, klares Gefühl. Und wenn es mir schlecht geht, dann packe ich mich beim Schopf und sage mir: Da ist jemand, der emotional total von mir abhängig ist. Wenn Kinder ‚Mama' sagen, ist das eine unglaubliche Verbindung; ‚Mama' ist nicht ersetzbar. Deswegen können sie einem auch auf der Nase herumtanzen.

Manche sagen, die Geburt gibt der Frau Selbstsicherheit, aber für mich war das nicht so, sondern ich habe danach einfach 48 Stunden nicht geschlafen, war einfach hellwach. Was Selbstsicherheit gibt, ist das, was danach kommt – nämlich dass man eine andere Ausrichtung hat. Man muss den Rhythmus umstellen. Und wenn man sich das eingesteht, dann schafft man es auch, gleichzeitig berufstätig zu sein. Natürlich habe ich es als Freiberufliche leichter, dennoch: Ich habe ein Kind, also stehe ich um 6.00 Uhr auf und gehe um 22.00 Uhr schlafen. Und wenn mein Kind einen Mittagsschlaf macht, mache ich auch einen, anstatt mich in dieser Stunde dazu zu zwingen, mich vor den Computer zu setzen, denn arbeiten kann ich, wenn es im Kindergarten ist."

„… Schutzengel auch für die Eltern"
Christina (65), Geschäftsfrau

„Früher waren Kinderkriegen und Kindererziehung selbstverständlich, man hat nicht so viel darüber nachgedacht. Sondern man hat die Kinder einfach erzogen, ihnen erklärt, wie etwas geht, einfach gutmütig und lieb, und es war in den meisten Fällen gut. Völlig unkompliziert, nicht wissenschaftlich. Als ich dagegen ein Kind war bei meiner Oma am Land, da war es überhaupt anders. Die Kinder hatten sehr viel Respekt. Kein Kind hat sich wichtig gemacht. Die Alten setzten sich am Abend auf den Marktplatz, und die Kinder auch. Wir waren glücklich, wenn die Erwachsenen untereinander waren, und wir Kinder konnten tempelhupfen oder spielen oder zuhören. Das Wort ‚diskriminieren' gab es nicht. Dann kam kurz nach den 68ern die Welle der anti-autoritären Erziehung – Gott, war das ein Chaos! Die Unerträglichkeit im Verhalten der Kinder mancher Freundinnen nahm mit der Länge der Erklärungen ihrer Mütter zu, warum das so sein müsse. Wie hab ich es gemacht? Ich weiß es nicht. Ich selber wollte gerne Kinder, aber nicht so zeitig, wie sie gekommen sind. Das heißt, es war eh nicht zeitig – 26 war ja damals nicht zeitig –, aber ich fand es halt viel lustiger, ungebunden mit meinem Mann zu sein und wenn möglich zu reisen. Jugoslawien war immer wieder unser Ziel. Dann übernahm ich ein Geschäft in der Mariahilfer Straße – und wurde schwanger. Ich sagte: ‚Jetzt schon?' Noch zwei Jahre hätte ich warten wollen.

Meine ältere Tochter war ganz lieb und eine kleine Weltmeisterin im Anschmiegen, Nachgeben und Zustimmen. Da war alles ganz leicht. Außerdem lebte noch eine alte Tante, die sich liebevoll um das Kind kümmerte. Dann kam meine Jüngere. Die Tante lebte nicht mehr und ich musste mich neben meinem Geschäft um sie kümmern. Das schafft Chaos und vielleicht ist das mit ein Grund, dass meine Jüngere ganz anders wurde als meine Ältere. ‚Nicht erziehbar', war mein Resümee nach drei Jahren, und irgendwann hab ich mir gedacht: ‚Vielleicht ein pädagogischer Privatkindergarten, das könnte helfen.' Aber sie stritt sich vom ersten Tag an mit dem Kind der Kindergärtnerin, sodass diese mich nach ein paar Tagen anflehte, sie nicht mehr zu bringen. Jetzt blieb nur noch mein Mann, um sich um die Kleine zu kümmern. Aber der musste als reisender Vertreter seine Kunden im Pkw besuchen, und da alles mitten im Winter passiert war, würde meine Tochter sich verkühlen, während mein Mann bei den Kunden war. Dann las mein Mann in einer Anzeige, dass ein Filmteam ein altes amerikanisches Wohnmobil zum Verkauf anbot. Kurzentschlossen trennte sich mein Mann von seinem Pkw und ging mit meiner Tochter im beheizten Wohnmobil auf große Verkaufsreise, und sie fand das sehr lustig. Ich will damit nur betonen, wie sich wohl immer ein Ausweg findet, so groß kann die Not gar nicht sein. Ich sage, jedes Kind hat seinen Schutzengel und der ist in Extremfällen auch für die Eltern da ..."

„... dann treibst du ab!"
Ilse (62), Maklerin

„Ich habe drei Jahre die Pille genommen, weil ich vor der Hochzeit nicht schwanger werden wollte. Das hätte ich meinen Pfadfindern – ich war Pfadfinderführerin – nicht antun wollen. Mit 22 habe ich geheiratet und dann bin ich schwanger geworden und danach wollten wir schon relativ rasch ein zweites Kind, also ist die Brigitte 14 Monate nach der Alex gekommen. Dann habe ich wieder die Pille genommen, ich hätte kein weiteres Kind verkraftet, die beiden zwei haben mich zwei Jahre lang nicht schlafen lassen. Dann habe ich nach und nach meinen Körper so kennengelernt, dass ich wusste, wann es geht und wann nicht, sodass ich nicht mehr verhüten musste. Geschockt war ich über meinen Mann, der keine Kinder mehr wollte und einmal sagte: Wenn jetzt noch eines kommt, dann treibst du ab. Das hätte ich von ihm nie für möglich gehalten, abgesehen davon, dass ich das nie gemacht hätte! An die Frauen heute mag ich gar nicht denken, wie sie sich fühlen, wenn ihre Männer nicht dafür sind, seit es das gibt, die Abtreibung."

„… die Zukunft verbaut"
Pascal (42), Techniker

„Ich habe meinem eigenen Reproduktionsdruck schon als ganz junger Mann Folge geleistet mit einer ebenso jungen Frau. Nachdem die Ehe in die Brüche gegangen war, wanderte meine Exfrau in eine Patchwork-Situation und ich wurde zum Junggesellen. In unserer Ehe war ich zu Hause bei den zwei Söhnen und meine Frau berufstätig. Unsere Trennung war schrecklich. Ich bin damals zusammengebrochen und hatte in der Folge eine Depression, weil ich nicht nur meine Frau, sondern auch meine beiden Kinder verloren hatte.

Aufgrund dieser Erfahrungen hatte ich in den Jahren darauf die Einstellung gegen Kinder. Ich sehe nicht ein, warum ich einer 35-jährigen Frau ein Kind machen soll, nur weil sie es verabsäumt hat, wenn gleichzeitig meine eigenen Kinder mittlerweile mich zum Großvater machen könnten, war mein Glaubensgrundsatz. Dass ich meiner früheren Freundin die Zukunft verbaut habe, weil ich keine Kinder mehr wollte, wusste ich, und dass schon allein deswegen unsere Trennung im Raum stand. Aber mit einer Frau Kinder zu bekommen, bei der ich nicht sicher bin, ob es halten würde, das habe ich abgelehnt. Denn das hätte bedeuten können, dass ich möglicherweise wieder die Kinder verlieren würde, und diesem Damoklesschwert habe ich mich entzogen. Wohl auch, weil bei meiner Exfrau jemand anderer – ihr neuer Mann – die Vaterrolle für meine Kinder übernommen hat, was ich auf einer pragmatischen Ebene befürworte, aber der Schmerz des Verlustes dauerte lange und war schwer.

Jetzt ist wieder eine Frau in mein Leben getreten und die Beziehung ist ernsthaft. Wenn es jetzt Kinder gäbe, dann gibt es jetzt einfach Kinder. Das wäre zwar ein Bruch mit meiner Lebensplanung, aber es wäre dann halt so. Wollen tu ich es nicht zwingend. Der Gang zu einem Reproduktionsmediziner ist ausgeschlossen – falls es quasi nicht klappen würde. Aber wir verhüten weder, noch zählen wir Tage. Ich würde mich diesem Gottgegebenen einfach stellen – und mich freuen."

„... schön wär eine große Familie"
Lorna (19), Gymnasiastin

„Kinder bekommen möchte ich auf jeden Fall. Aber wann das sein soll, kann ich noch nicht sagen. Ich habe fünf Geschwister, alle haben Kinder. Ich mag sie – schön wär eine große Familie, wo jemand da ist, wenn du Probleme hast, und du da sein kannst, wenn andere Probleme haben. Für mich ist das von meinem Elternhaus her selbstverständlich.

Wir haben in der Schule öfter darüber geredet, was wir machen würden, wenn wir schwanger werden würden. Ich würde gerne die Schule fertig machen, aber wenn ich vorher schwanger werden würde, würden meine Eltern mir helfen. Aber ich weiß nicht, ob ich mich traue vom Selbstbewusstsein her, so mit einem Bauch in die Schule zu gehen und vor allem, wie organisiert man das? Jedenfalls, wenn es so wäre – ich müsste nicht unbedingt verheiratet sein. Ich würde mit meinem Freund zusammenziehen, wie meine Eltern das gemacht haben, und mich gesund ernähren, meine Kinder dazu bewegen, Sport zu machen. Wenn mein Freund aber nicht mit mir leben wollte ... hmm. Eine Freundin meiner Eltern hat drei Kinder allein aufgezogen – ich würde mir das nicht wünschen.

Was meine Ausbildung betrifft, würde ich so lange weitermachen, bis es nicht mehr geht, und dann Minimum zwei Jahre beim Kind bleiben. Mein Freund müsste dann das Geld heranschaffen, sozusagen. Ob es umgekehrt sein könnte? Ich weiß es nicht. Ich glaube das hängt davon ab, wie toll ich meinen Job finde und ob er das auch toll findet. Es gibt ja viele Männer, die es nicht so toll finden, daheim zu sein. Job hin oder her – ein Kind zu haben wäre für mich wahrscheinlich das Ein und Alles. Ich würde es pflegen und lieben und wäre einfach dafür da. Wenn ich nie eines bekommen würde, wäre ich traurig. Das Gefühl schwanger gewesen zu sein, gebärt zu haben, es nach der Geburt in der Hand gehabt zu haben, es das erste Mal laufen gesehen zu haben – das würde mir, glaube ich, mein ganzes restliches Leben fehlen."

„... alles schön der Reihe nach"
Sebastian (21), werdender Anwalt

„Ich bin der Jüngste in der Familie und mein Vater war Ende 50, meine Mutter Mitte 30, als ich zur Welt gekommen bin. Jetzt ist mein Vater bald 80. Ich habe im Großen und Ganzen enorm davon profitiert, dass meine Eltern älter sind. Sie haben mir viel an Erfahrung und Wissen weitergegeben, das ich sonst nicht hätte, und einen guten Hintergrund für das Leben. Sie hatten die Ruhe dazu. Mein Vater war, als ich im Gymnasium war, nicht mehr berufstätig und daher war er viel für mich da, hatte viel Zeit für mich. Meine Mutter war damals sehr wohl berufstätig, sie hat eine Zeit lang ein Geschäft gehabt und hat das sehr genossen, diese Selbstständigkeit. Insgesamt waren meine Eltern – sagt man mir – viel entspannter bei mir als bei meinen Geschwistern, ich durfte auch viel länger am Abend wegbleiben. Klar, mein Vater konnte zwar nicht mehr stundenlang Fußball spielen mit mir oder klettern oder Baumhäuser bauen und solche Dinge. Aber für so etwas bin ich halt mit meinen Freunden mitgegangen, deren Eltern sportliche Familienausflüge unternommen haben.

Ich selber möchte gerne einmal Kinder haben, aber ein bisschen lasse ich mir noch Zeit. Ich studiere und es macht Spaß – neben dem Studium bin ich Assistent an der Uni und arbeite nebenbei bei einem Anwalt –, ich lerne dabei irrsinnig viel. Ich sage mir, immer alles schön der Reihe nach. Als nächstes Ziel möchte ich eine kleine Kanzlei gründen – und dann heiraten und schließlich Kinder, warum nicht?"

„... als wäre es allein von unserem Willen abhängig"
Irina (40), Unternehmensberaterin

„Stress? Man spricht zu wenig darüber. Das Leben ist in der Tat stressiger geworden: Heute gehen viele von uns bis Ende 20 keine ernsthafte Bindung ein, denn bis zum Alter von 30 Jahren sind gewisse Schritte in der Karriere zu machen. Was wir aber nicht wissen, ist, dass wir nach 30 keine Zeit mehr haben, Kinder zu bekommen, weil uns die Karriere, die wir uns zurechtgelegt haben, dann vollkommen einnimmt. Es wird auch nicht viel darüber diskutiert, wie eine Familiengründung zu planen ist. Wir denken, es sei ebenso leicht Kinder zu bekommen wie es leicht ist, sie zu verhindern. Aber das ist nicht wahr. Unsere Generation ist, glaube ich, zu sehr überzeugt, dass wir alles schaffen. Kinder zu bekommen, denken wir, ist wie Arbeiten: Wenn wir fleißig sind, werden wir das schon schaffen. Als wäre das Kinderkriegen allein von unserem Willen abhängig. Wenn der Körper nicht mitspielt, dann können wir gar nichts tun. Man kann gesund sein, sportlich sein, vorbildliche Blutbefunde haben, aber das bedeutet noch lange nicht, dass die Geschlechtsorgane ebenso funktionieren. Mein Mann und ich haben zuerst auf natürlichem Weg versucht, ein Kind zu bekommen, und als das nicht geklappt hat, haben wir uns künstlich befruchten lassen, auch ohne Erfolg. Aber wir versuchen es weiter, ich habe noch Hoffnung."

(Wenige Tage nach diesem Interview wurde am Institut des Autors eine Schwangerschaft bei Irina festgestellt.)

So weit die Erfahrungen und die differenzierte Gedankenwelt zu den Themen „Leben mit Kindern", „Leben ohne Kinder" und „Kinderwunsch". Möglicherweise liegt die Tatsache, dass heute weniger Menschen Kinder bekommen als noch vor 40 Jahren, sogar ein Stück weit am wachsenden Nuancenreichtum der Überlegungen. Denn je differenzierter die Lebensplanung, desto tonreicher wird wohl auch die Klaviatur der Ursachen, die das Kinderkriegen verzögern können. Jenen, die trotzdem „eigentlich" Kinder wollen, rät die Wiener Psychotherapeutin und Paartherapeutin Gerlinde Artaker, keine Angst vor den möglichen Umständen zu haben, die ein Kind bringen könnte. Und sie rät zu fokussiertem Denken und Handeln: „Wenn ein Kind kommt, dann kommt es – selbst in schwierigen Situationen. Und das geht dann schon irgendwie – es geht immer. Aber die Frage ist nicht bloß, ob man sich ein Kind wünscht. Denn man kann sich noch so viel wünschen, aber die Frage ist, ob man auch vorbehaltlos so handelt, dass die Realität so wird, wie man sie sich wünscht – oder ob man in Wirklichkeit alles Mögliche tut, nur nicht das. Die Frage ist immer, was man tut."

Kapitel 2

Warum wir planen müssen, was wir nicht planen können

Gesellschaftliche Gründe, warum wir immer später Kinder kriegen

Dass Schwester Hermine eine „alte" Erstgebärende sei, fand eigentlich nur ihr Arzt. Man schrieb das Jahr 1956 und Tante Mimi, die Großtante der Autorin, war Krankenschwester auf der Kinderstation in einem der Wiener Krankenhäuser. „Ich hatte so viele Kinder um mich, dass ich dachte, ich brauche kein eigenes", erzählt Tante Mimi. Ungeplant wurde sie mit 36 Jahren dann doch schwanger, ihr Ehemann war damals 39 Jahre alt. „Ich habe mich irrsinnig gefreut", sagt sie, und: „Ich habe mich überhaupt nicht alt gefühlt. Ich war gut beisammen, sportlich, den Dachstein bin ich zu Fuß raufgegangen und ich habe jünger ausgeschaut. Nur der Arzt sagte vor der Entbindung: ‚Des is a alte Erstgebärende, des dauert eh lang.' Und er ließ mich warten, obwohl ich schon die Wehen hatte – ich war ganz entsetzt." „Älter" fühlte sie sich aber auch später wieder, weil die anderen Mütter, die ihre Töchter in die Schule brachten, „alle viel jünger waren".

In den 50er-Jahren hatten die meisten Frauen im Alter von 35 Jahren längst Kinder. Kinder in die Welt zu setzen war etwas Natürliches, schlimmstenfalls eine Pflicht, der Lauf der Dinge und eine der Stationen im Leben: Kind sein, heranwachsen, Familie gründen, alt werden, sterben. Und wenn wir den Erzählungen unserer Eltern, Großeltern, Tanten und Onkeln glauben, warteten die wenigsten Paare damals so lange, bis das Kinderkriegen zum „Kinderwunsch" reifte – obwohl damals vielleicht ebenso viele gewünschte Kinder auf die Welt kamen wie heute. Und ebenso viele ungewünschte.

In den 50er-Jahren war die Antibabypille noch nicht erfunden und Abtreibungen nach Paragraf 96 in Österreich (Paragraf 218 in Deutschland) verboten. Auch war der Ablauf des Tages ein anderer. Es gab in der Nachkriegszeit kein Fernsehen und mangels Geld konnten die Menschen höchstens einmal in der Woche ausgehen, also landeten sie öfter gemeinsam ‚unter der Tuchent'. Viele Kinder entstanden also als Begleiterscheinung mangelnder Freizeitalternativen oder, um es auf den Punkt zu bringen, aus Langeweile. Der Status der Familie war außerdem ein hoher: Wenn sich zwei gefunden hatten, war es selbstverständlich, dass sie heirateten, schon allein deswegen, weil ihre Eltern das erwarteten. Wer in wilder Ehe lebte, genoss nicht dieselben Privilegien wie Eheleute. Und diese Privilegien begannen bei dem Versuch, eine gemeinsame Wohnung zu mieten, denn bei Unverheirateten galt die Frau als Untermieterin, und das war oft verboten.

Seither hat die Zahl der unverheirateten Eltern zugenommen: 2008 wurden 28,8 Prozent der Babys unehelich geboren. Ebenso ist die Zahl der Mittvierziger, die ihre Neugeborenen im Kinderwagen durch die Gassen schieben, gestiegen und die Zahl der Neugeborenen gesunken.

Der Umstoß des traditionellen Familienbilds hat seine Wurzeln im Zweiten Weltkrieg. Frauen wurden damals erstmals massiv im Arbeitsprozess gebraucht, bauten Panzer zusammen und waren als Straßenbahnschaffnerinnen und Fabrikarbeiterinnen im Einsatz, während die Männer an der Front waren. Nach dem totalen Zusammenbruch 1945 waren die Männer entweder tot, invalid oder in Kriegsgefangenschaft und die Frauen wurden als Trümmerfrauen gebraucht, um die Bombenschäden wegzuräumen. Als die Männer aber Ende der 40er-Jahre aus der Kriegsgefangenschaft zurückkamen, verschwanden die Frauen aus dem Arbeitsleben: Es gab wieder einen Herrn Straßenbahnschaffner, einen Herrn Lokführer und Männer am Fließband, und die Frauen waren plötzlich wieder zu Hause. Nachdem sie über Jahre die Panzer zusammengebaut hatten, standen sie nun wieder am Herd – und das passte vielen nicht. Wurden sie schwanger, dann wussten sie, dass die Zukunft für immer verbaut war, zudem war ein uneheliches Kind schändlich. Es entstand eine Diskussion über Abtreibung und über das Recht auf den eigenen Bauch, die Signalwirkung hatte für alle anderen gesellschaftlichen Bereiche. Es ging dabei nicht nur um die Abtreibung, sondern um Frauenrechte überhaupt.

Die Veränderung des traditionellen Familienbilds hat ihre Wurzeln zu einem Großteil in der Frauenbewegung der 60er-Jahre, der die US-Feministin Betty Friedan im Jahr 1963 einen entscheidenden Anstoß gab. In ihrem Buch *Der Weiblichkeitswahn* kritisierte sie in der Gesellschaft tief verwurzelte Vorstellungen von den Aufgaben einer Ehefrau und Mutter als eine falsche Ordnung, die ein richtiges, wahrhaftiges Leben für Frau und Mann unmöglich mache. Das zuvor kaum hinterfragte ökonomische System, das Regierungserklärungen, Gesetzesvorlagen und das Denken von Arbeitgebern prägte, wonach der Mann das Geld verdient und die Frau das Haus hütet, wurde durch den Feminismus gestürzt.

Frauen gewannen das Recht zu entscheiden, ob sie Kinder haben wollten oder nicht, und das Recht innerhalb einer bestimmten Frist abzutreiben, sie gewannen Schutz gegen Diskriminierung am Arbeitsplatz, eine größere Präsenz in den Medien, Gleichberechtigung im Schulsport, das Recht, eine Scheidung einzureichen oder schuldlos geschieden zu werden, sowie das Recht auf Grundbesitz. Gleichzeitig sanken die Geburtenraten und stieg die Lebenserwartung.

Frauen wurden ein Teil des Arbeitsprozesses – was wiederum neue Gesetze brachte, die geänderte Familienformen und ein geändertes, individuelleres Familienbild beherbergen sollten. Frauen wollten mehr von einer Ehe, als bloß die zweite Hälfte des Mannes zu sein. Sie wollten mehr vom Bildungssystem und von sich selbst. Immer mehr feministische Autorinnen meldeten sich zu Wort. Einer der Gründe, warum der Feminismus so erfolgreich war, ist, weil Frauen in den unterschiedlichsten Lebenssituationen – Amerikanerinnen, Europäerinnen, Frauen der Arbeiterklasse und Frauen der Oberklasse, Jüdinnen, Katholikinnen, Prostituierte und behinderte Frauen – zu Papier brachten, was Gleichberechtigung für sie bedeutet, und zusammenarbeiteten, um dieses Ziel zu erreichen.

Die Entwicklung der Antibabypille

Rückenwind bekamen die Veränderungen und die durch die Frauenbewegung möglich gewordene freie Entfaltung durch verbesserte Verhütungsmittel. Am 15. Oktober

1951 in einem kleinen Labor in Mexico City gelang Carl Djerassi, Chemieprofessor an der Universität Stanford, der entscheidende Schritt zur synthetischen Herstellung eines oral wirksamen gestagenen Hormons. Zusammen mit dem Endokrinologen Gregory Pincus und dem Gynäkologen John Rock entwickelte er damit die erste Antibabypille. Hätte die Pille heute noch eine Chance auf den Markt zu kommen? In einem Beitrag für das *Wissen*-Magazin der *Süddeutschen Zeitung* unter dem Titel *Was wäre, wenn es die Pille nicht gäbe?* setzt Djerassi seine Jahrhundertentdeckung in jenen kulturellen Kontext, dem sie entsprang:

„Hätten wir die erste chemische Synthese eines oralen Kontrazeptivums (Norethisteron) statt am 15. Oktober 1951 erst Mitte der Sechzigerjahre vollendet, würde es im Jahr 2009 höchstwahrscheinlich noch immer keine ‚Pille' geben. Die Pille wurde zur denkbar besten Zeit in den Fünfzigerjahren geboren, als jedes Problem, ob medizinischer oder sozialer Art – wie die Bevölkerungsexplosion –, technisch lösbar zu sein schien. Genau zum richtigen Zeitpunkt wurde in der Sozialgeschichte der westlichen Welt ein bequemes orales Kontrazeptivum verfügbar, das Sex und Verhütung voneinander trennte. Ausschlaggebend dabei war, dass eine Frau ganz privat dazu greifen konnte und es allein ihre Entscheidung war. Deshalb wurde die Pille in den Sechzigerjahren von Millionen Frauen in den Industriestaaten mit völlig unerwarteter Schnelligkeit als bevorzugtes Mittel der Empfängnisverhütung angenommen, sodass heute etwa 100 Millionen Frauen die Pille nehmen. Zu Beginn des 21. Jahrhunderts ist sie in 78 von 150 Ländern bei verheirateten Frauen das beliebteste Verhütungsmittel.

Im Gegensatz dazu hätten sich die späten Sechzigerjahre als die denkbar schlechteste Zeit für die Entwicklung der Pille erwiesen. Denn wegen der Contergan-Tragödie in Europa gab es eine ‚Klimaveränderung' in der Pharmaindustrie. Den endgültigen Todesstoß jedoch hätte meine imaginäre verspätete Pille Ende der Siebzigerjahre erhalten, als sich die internationale Pharmaindustrie auf Arzneimittel für Krankheiten einer immer älter werdenden Patientenpopulation zu konzentrieren begann, wozu Verhütung natürlich nicht gehört. Von den 20 größten Pharmafirmen der Welt arbeiten jetzt nur noch zwei an Verhütungsmitteln, und da auch nur an minimalen Verbesserungen der Pille; keine beschäftigt sich mit einer ‚Pille für den Mann'. Hätte es die Pille nicht gegeben, hätten all die gesellschaftlichen und kulturellen Ikonen der Sechzigerjahre – genau zu der Zeit, als die Pille tatsächlich eingeführt wurde – dennoch ihre unauslöschlichen Spuren hinterlassen: die Freizeitdrogen-Gurus, die Beatles und andere Rockmusiker, die Hippies und Gammler und insbesondere Frauen wie Simone de Beauvoir, Betty Friedan, Germaine Greer, Gloria Steinem und all die anderen einflussreichen Bannerträgerinnen der Women's-Lib-Bewegung. Denn es war die Frauenbewegung, verbunden mit wirksamerer Geburtenkontrolle (und nicht etwa umgekehrt), die die Türen der Küchen, Kinder- und Schlafzimmer aufstieß, sodass die Frauen hinaus in die Arbeitswelt strömten mit allen Konsequenzen, die so viele Pillenkritiker beklagen und der Pille zur Last legen; als ob die Frauenbewegung und der Zweite Weltkrieg, als Millionen Frauen ins Arbeitsleben eintraten und die Früchte wirtschaftlicher Unabhängigkeit genossen, nicht existiert hätten. Und mit den Frauen hätten auch wir Männer unsere sexuelle Freiheit stark ausgedehnt, was – trotz einer möglicherweise vermehrten Benutzung von Kondomen und Diaphragmen – zu einer Fülle ungewollter Schwangerschaften geführt hätte.

Anders als viele Pillenkritiker glauben, wäre die HIV/AIDS-Pandemie auch ohne Pille in den Achtzigerjahren ausgebrochen, weil die Infektion, deren erste Ursache Drogenmissbrauch und Promiskuität unter homosexuellen Männern war, nicht im Labor des Chemikers entsteht, sondern in unserem ganz persönlichen Labor, nämlich in den endokrinen Drüsen des Menschen."

(Carl Djerassi: *Was wäre, wenn es die Pille nicht gäbe?*, *SZ-Wissen*, 22. Mai 2009)

Die Pille schlug ein wie eine Bombe. Sie ist seit Anfang der 60er-Jahre das am häufigsten verwendete Verhütungsmittel in den westlichen Industrieländern. Seit ihrer Erfindung sind Frauen – jener Teil der Menschheit, durch deren Körper Kinder entstehen und den es daher am meisten betrifft – in der Lage zu entscheiden, ob und wann sie schwanger werden möchten, und wann nicht. Vor ihrer Erfindung konnte eine Frau eine Schwangerschaft nur mit Sicherheit verhindern, wenn sie sich an ihren fruchtbaren Tagen sexuell verweigerte. Die Alternative waren Kondome, aber diese waren Sache des Mannes, ihn zu bitten zu verhüten nicht gesellschaftlich gelernt, und wenn die Dinger platzten und eine Schwangerschaft ungewollt eintrat, blieben ihr die Möglichkeiten, entweder das Kind trotzdem zu bekommen oder es illegal abtreiben zu lassen. Die Pille befreite die Frau von diesem Damoklesschwert.

Die Befreiung hat aber eine Kehrseite. Der Frage der Verhütung wohnt nach wie vor ein Ungleichgewicht inne – nur wiegt es jetzt in die andere Richtung. Denn mit der Entscheidungsfreiheit überträgt die Pille auch den Löwenanteil der Verantwortung für die Familienplanung an die Frauen. Frauen dürfen einerseits nicht vergessen, die Pille täglich zu nehmen, wenn sie keine Kinder wollen, und müssen andererseits aufpassen, dass sie die Pille rechtzeitig wieder absetzen, wenn sie Kinder wollen. Immerhin haben Frauen weniger Zeit, um Kinder zu bekommen, als Männer, und wenn sie diese Entscheidung zu lange vertagen, entscheidet die biologische Uhr gegen sie.

Männer sind in einer anderen Position. Sie sind bei der Verhütung weitgehend aus der Verantwortung genommen, haben daher ein unkompliziertes Leben, wenn sie keine Kinder wollen und ihre Partnerin die Pille nimmt. Da sie aber keine Kontrolle über die Verhütung haben, können sie im Unterschied zur Frau nichts entscheiden: Sollten sie Kinder wollen und ihre Frau nicht, dann dürfte es nicht ganz leicht sein, sich durchzusetzen.

In den Jahren nach ihrer Erfindung wurde diesen speziellen Implikationen der Pille wohl nicht genug Raum gegeben. So empfahlen Mütter, manchmal sogar Väter und Gynäkologen, jungen Mädchen in den 70er- und 80er-Jahren die Pille, damit sie nicht schon als Teenager schwanger würden. Hauptziel war, den Mädchen eine ungewollte Schwangerschaft zu ersparen in einem Alter, wo sie noch selber Kinder waren. Was man den Mädchen – die Generation der heute 30- bis 40-Jährigen – aber damals auch mitgab, war die Angst vor einer Schwangerschaft. Jene alte, tief sitzende Angst aus der Zeit, in der es noch keine sicheren Verhütungsmittel gab und Abtreibung illegal war. Und in dieser Angst vergaß man den Mädchen einzuschärfen, wie essentiell es ist, Kinder nicht nur zu verhindern, sondern sie auch rechtzeitig zu planen. Ebenso aufrichtig wie die Mühen waren, den Mädchen die Nöte einer zu frühen Schwangerschaft zu ersparen, hätten die Gebetsmühlen unermüdlich sein müssen zu den erstrebenswerten und schönen Seiten einer Schwangerschaft zum richtigen Zeitpunkt. Doch die wenigsten Eltern wussten das wohl. Initiativen, Beratungsstellen oder mediale Berichte, die den Müttern und Töchtern zu Einsichten pro Kinder verhelfen hätten können, gab es vor dem Hintergrund des Bevölkerungswachstums in den 60er- und 70er-Jahren kaum. Zweckdienliche, aber einschlägig gefärbte Hinweise kamen allenfalls von der katholischen Kirche, die damals wie heute immer mehr Austritte verzeichnete. „Der größte Nachteil der Pille ist, dass sie so gut funktioniert", betont Djerassi: „Denn dadurch wurde sie komplett akzeptiert in der Annahme, dass man verantwortungsbewusst handelt, wenn man sie nimmt."

Selbst heute wird den Schülerinnen und Schülern nur unzureichend mitgeteilt, dass „Familienplanung" nicht nur „Kinder verhindern", sondern auch „Kinder beizeiten bekommen" bedeutet. Zwar beinhaltet der österreichische Lehrplan (2009) eine breite Palette an relevanten Themen, die gleich in mehreren Klassen Gymnasium und Hauptschule durchgenommen werden. Dazu gehören: „Bau und Funktionen des menschlichen Körpers; Bau und Funktion der Geschlechtsorgane; Menstruation; Empfängnis; Schwangerschaft; Geburt; körperliche, psychische Entwicklung und Befindlichkeit in der Pubertät; Aufklärung über sexuellen Missbrauch/Prophylaxe; Sexualität als biologisches, psychologisches und soziales Phänomen; Empfängnisregelung; AIDS-Prophylaxe; verantwortungsbewusster Umgang mit Sexualität (Sexualethik); Möglichkeiten der Fortpflanzungsmanipulationen; Embryonalentwicklung beim Menschen und Einblicke in Forschungsschwerpunkte der Reproduktionsmethoden." Die zuständige Leiterin der Fachabteilung für Psychologische Gesundheitsförderung des Unterrichtsministeriums, Beatrix Haller, räumt dazu ein, dass „ein natürlicher Umgang mit Sexualität und ein verantwortlicher Umgang mit gesundheitlichen Risiken" im Vordergrund der schulischen Aufklärung stehe, ebenso wie das Verhindern von Teenager-Schwangerschaften durch gezielte Aufklärung. „Verhütung wird den Schülern beigebracht, indem ein Arzt in die Schule kommt, und wir weisen die Mädchen darauf hin, dass sie in Absprache mit ihrem Gynäkologen verhüten sollten, auch damit sie das richtige Verhütungsmittel für ihr Alter nehmen", sagt sie.

Einen Unterpunkt „Familienplanung" im Sinn von was es bedeutet, Kinder zu planen, und wie man sich am besten darauf vorbereiten könnte, gebe es jedoch nicht. Fragen der Partnerschaft, Beziehung und der gemeinsamen Verantwortung würden an der Schnittstelle zwischen Biologie- und Religionsunterricht durchgenommen, aber die Aufgaben, die auf einen zukommen, wenn man in Zukunft gerne ein Kind möchte, stünden nicht gesondert im Lehrplan.

Planen statt verhüten

Trotzdem müssen wir planen, was wir scheinbar nicht planen können. Wahrscheinlich ist es leichter sich vorzustellen wie es wäre, den Atlantik auf einem Floß im Sturm zu überqueren, als wie es sein könnte, Vater zu sein, Mutter zu sein, Vater-Mutter-Kind zu sein. Wie wäre ich als Elternteil? Was würde ich machen, wie würde ich sein? Wie werden wir uns das alles leisten? Wann sollen wir anfangen, es uns zu leisten, wo müssen wir Abstriche machen? Was werden wir den ganzen Tag tun? Werden wir unsere Freunde verlieren? Wie wird es sein, nicht mehr zu zweit oder mit Freunden in Urlaub zu fahren? Solange er sich nicht von seiner Mutter gelöst hat, wie soll ich die Mutter seiner Kinder werden?

„Egal, was du denkst, mit einem Kind ist alles anders", sagte ein guter Freund der Autorin nach der Geburt seines Sohnes. Entsprechend unklar sind die Vorstellungen von einer Partnerschaft mit Kindern, selbst unter jungen Menschen, die mit mehreren kleinen Geschwistern aufgewachsen sind. Wer keine Kinder hat, kann nicht wissen, wie es wäre, welche zu haben. Kinder zu haben und keine Kinder zu haben sind zwei verschiedene Lebensqualitäten in allen Details. „Du musst dir vorstellen, dass dein Körper nicht mehr deiner ist", brachte eine Kinderwunsch-Patientin eines dieser Details auf den Punkt.

Die Wikipedia-Definition im Internet (April 2009) gibt angesichts dessen zum Thema „Familienplanung" sachlich ausführliche, aber menschlich nur wenig hilfreiche Auskünfte. Zwar ist von der „Bedeutung von Familienplanung" und „geänderten Parametern" die Rede. Hilfestellung beim Finden des richtigen Zeitpunkts für die richtige Entscheidung bietet das Gratis-Lexikon im Internet aber nicht. Interessant ist nur der Blick über Europa hinaus. Familienplanung kann nämlich auch eine politische Maßnahme sein:

Die bereits erwähnten Parameter der Familienplanung (Wertvorstellungen, persönliche Reife, soziokultureller Hintergrund, berufliche Karriere und Lebensplanung der Einzelnen) seien so stark mit der Gesellschaft und mit der Politik verbunden, dass Familienplanung nicht losgelöst von dieser betrachtet werden könne. Die von einem Staat beeinflussten mittelbaren wie unmittelbaren Parameter würden unter dem Begriff der Familienpolitik zusammengefasst und setzten die meist juristischen und wirtschaftlichen Rahmenbedingungen, in denen die individuelle Entscheidung für oder gegen eine Schwangerschaft getroffen werden könne. Diese Verknüpfung zwischen individueller Planung und staatlichen Kontroll- bzw. Regelmechanismen erkläre sich vor allem dadurch, dass in den meisten Staaten die Verantwortung für grundlegende soziale als auch infrastrukturelle Leistungen von der Familie auf den Staat übertragen worden sei. In den meisten Entwicklungsländern – insbesondere in den afrikanischen und südostasiatischen Staaten – werde unter Familienplanung in der Regel der Versuch verstanden, das zum Teil explosionsartige Bevölkerungswachstum auf ein normales Maß zu beschränken. In diesem Fall spreche man auch von Geburtenregelung und Geburtenkontrolle.

Als radikalstes Beispiel für staatlich reglementierte individuelle Familienplanung sei die Volksrepublik China zu nennen. Hier werde versucht, die Zahl der Kinder pro Paar (Frau) auf maximal zwei zu begrenzen, indem nicht nur Familien mit mehr als zwei Kindern mit Repressalien zu rechnen hätten, sondern zum Teil auch die Schwangerschaft einer Frau behördlich genehmigt werden müsse. Und auf der Pazifik-Insel Tikopia sei es angesichts des begrenzten Lebensraumes gelungen, die Bevölkerungszahl durch strenge Geburtenkontrolle jahrhundertelang konstant zu halten.

Zurück nach Europa. Wie bei jeder Revolution herrscht auch bei der Frage des veränderten Familien- und Elternbilds in der Übergangszeit zwischen dem Umsturz des alten Systems und dem Zeitpunkt, an dem die neuen Ideale praktikabel sind, ein gewisses Maß an Chaos. Die Feminismusbewegung hat zwar Berge verrückt, Grundlagen für eine neue Welt geschaffen und Tür und Tor geöffnet für eine aufgeschlossenere, offenere Gesprächsbasis zwischen Mann und Frau in Beziehungen. Doch die neue Welt benötigt Feinjustierungen und der Alltag humpelt den ehrlichen Zielen und Wünschen der Revolutionärinnen hinterher.

Zwischen den gesellschaftlichen Umwälzungen und einer Art Nostalgie an die erprobten, traditionellen Rollenbilder stehen heute ganz „normale" Paare – ein Mann, eine Frau, ein oder zwei Kinder. Und dort gelten die Niederungen des Alltags, ohne klare Regeln und voller Doppelstandards, Konflikte und unerprobter Ideale.

Keine gerechte Arbeitsteilung

Beginnen wir bei berufstätigen Frauen: Gesellschaftliche Akzeptanz für berufstätige Frauen hin oder her – auf die Arbeitsteilung im Haushalt hat sie sich noch nicht voll und ganz niedergeschlagen. Dem *United Nations Human Development Report 2004* (http://hdr.undp.org/en/) zufolge arbeiten Frauen im Durchschnitt mehr als Männer, wenn beide berufstätig sind, weil die Frauen nach wie vor die meiste Arbeit im Haushalt und den Großteil der Kinderbetreuung stemmen. In ländlichen Gebieten der westlichen Industrienationen arbeiten Frauen demnach täglich im Schnitt um 20 Prozent oder um 102 Minuten mehr als Männer, was eine Leistung an Disziplin und Organisation erfordert. Problem ist: Frauen machen die Haus- und Kinderarbeit mit, sind daher in ihren Karrieren im Vergleich zu den Männern eingeschränkt – jedoch ohne einen gleichwertigen, monetären Gegenwert für die Hausarbeit zu bekommen. Viele Frauen in Österreich arbeiten Teilzeit oder sind geringfügig angestellt, was sich auf die weibliche Altersarmut auswirkt, weil die Frauen zu kurze Beitragszeiten in der Pensionsversicherung haben.

In diesem Balanceakt zwischen Ausbildung, Karriere und Familienplanung verschieben immer mehr Frauen und Männer das Kinderkriegen auf später. Ein später Kinderwunsch ist allgemein akzeptiert. Seine Kehrseite ist, dass durch die Verschiebung nach hinten weniger Babys das Licht der Welt erblicken. Wurden in Österreich im Jahr 1982 noch 94 840 Kinder geboren, waren es 2008 nur mehr 77 752. Schuld daran ist die Unausgegorenheit der Übergangswelt zwischen zwei Systemen, wo die alten Lösungen nicht mehr gelten und die neuen noch nicht ausgelotet, erprobt, getestet, gefühlt und geschmeckt sind. Es herrscht ein Unbehagen, was die eigene Lebensplanung betrifft.

Dabei ist es keineswegs so, als würden sich heute weniger Menschen nach Partnerschaft und Familie sehnen als früher. Nur sind die Etappen im Laufe eines Lebens anders eingeteilt. Heute dauert die Ausbildung in der Regel länger als früher, „vor dem Alter von 25 Jahren spielt Bindung also keine besonders starke Rolle. Und danach, in dem einen Jahrzehnt zwischen 30 und 40, wenn die Leute mitten in der Karriere stehen, haben sie so viel zu tun, dass sie nicht mehr alles unterbringen. Sie verschieben das Kinderkriegen nach hinten und erreichen es dann nicht mehr“, erklärt Caroline Erb, Psychologin bei der Internet-Partnerschaftsagentur parship.at. Und die Wünsche an einen potenziellen Partner orientieren sich möglicherweise an Idealen, die noch nicht oder nur in Ausnahmefällen fleischgewordene Realität sind. „Frauen möchten mehr, als nur einfach zu Hause zu bleiben, nämlich Beruf und Familie unter einen Hut bringen mit geteilter Verantwortung. Sie wünschen sich einen Partner, der gebildet und sportlich ist und einen gewissen Status hat, der aber auch bereit ist, die Windeln zu wechseln“, sagt Erb. Für Männer hingegen müsse die ideale Partnerin einerseits gut aussehen und andererseits ein guter Gesprächspartner sein, wobei die Mehrzahl der Männer nach einer Lebenspartnerin suche, die ein nicht ganz so hohes Bildungsniveau hat wie sie selbst. Eine Summe von Eigenschaften, die wohl nur selten in ein- und derselben Person zu finden ist.

Parallel ist die Risikofreudigkeit innerhalb von Partnerschaften geschrumpft, zeigt eine von Erb geleitete Singles-Studie aus dem Jahr 2008. Bei der Frage, ob sie für ihren Job das Land verlassen würden, antworteten 33 Prozent der befragten Frauen und Männer mit „Ja". Bei der Frage, ob sie für die Liebe das Land verlassen würden, sagten nur elf Prozent „Ja" – obwohl bei der Frage „Was bedeutet Glück für Sie?" Partnerschaft auf der Liste ganz oben steht.

Möglicherweise hatten die Menschen früher mehr Tatkraft im Blut? Dafür würde eine Liebesgeschichte aus dem Bekanntenkreis der Autorin sprechen: So lernte die Wiener Schauspielschülerin Chris, die in den 60er-Jahren ein Angebot für eine Nebenrolle in Hollywood hatte, nur wenige Wochen vor ihrem Abflug nach Los Angeles den Journalisten Günther kennen. Und blies das Hollywood-Engagement kurzerhand ab, weil Günther ihr einen Heiratsantrag machte und ihr schlagartig klar war: Ich bleibe hier. Das Ehepaar lebt seitdem glücklich zusammen.

Stress als Hemmfaktor

Nicht nur in der Partnerschaft, sondern auch bei der Kindererziehung will man offenbar zunehmend weniger Risiken eingehen. „Unsere Elterngeneration hat die Kinder einfach zum Spielen in den Garten geschickt und die Kinder haben auf sich selbst oder auch auf einander aufgepasst. Heute hingegen gibt es 1000 Programme mit Betreuungspersonen, damit die Kinder beschäftigt sind", sagt Erb: Sport nach der Schule, Sprachklassen nach der Schule, Volleyball, Theater, Singen, Yoga, Ballett, Nachhilfeunterricht gleich in mehreren Fächern, Debattierklubs, Schwimmunterricht, verschiedene Tanz- oder Malklassen. Der straffe Stundenplan, der in der Schulzeit beginnt, setzt sich bis nach dem Studium fort, wo es dann mit Postgraduate-Kursen, Auslandsaufenthalten und sonstigen Zusatzausbildungen weitergeht, sowie der fast selbstverständlichen Erwartung von Arbeitgebern, dass ihre Mitarbeiter stets „flexibel" sein sollten.

Die Tatsache, dass heute weniger Kinder später das Licht der Welt erblicken, könnte schlicht darauf zurückzuführen sein, dass junge Menschen schon früh im Leben gestresst sind. Und dass die Vielzahl an Möglichkeiten und die Summe der Anforderungen, denen sie innerhalb ihres fruchtbaren Alters begegnen müssen, sie insgesamt überfordert, sodass sie den Blick auf ihre Gesamtlebensplanung verlieren. Geschweige denn rechtzeitig bereit sind, Kinder in die Welt zu setzen.

Ali, 31, der als Unternehmensberater in den Vereinigten Arabischen Emiraten nicht gerade ein Leben im Mittelmaß führt, bringt das Unbehagen auf den Punkt. Er pflegt jene Freiheitsliebe, die der Generation der heute bis 45-Jährigen oft angekreidet wird. Mag man denken darüber, was man will, aber Ali stellt klar, was es mit dieser „Freiheit" auf sich hat. Nämlich dass sie kaum eine ist, sondern in gewisser Weise nur eine als Freiheit getarnte Verpflichtung – und dass sich die Wahrnehmung vom Leben stark verändert hat, seitdem die Generation der heute um die 60-Jährigen jung war.

„Ich will keine Kinder, absolut nicht. Sicher, wenn ich 60 bin, dann denke ich vielleicht, ich hätte gerne welche oder hätte gerne welche gehabt – aber alles, was ich bis dann mache, würde durch ein Kind nur beschränkt. Es gibt eine große Diskrepanz zwischen der Generation meiner Eltern und meiner Generation, die ohne das Wissen auskommen muss, dass sie einen langfristigen Job hat. Das Risiko, Kinder über Jahre zu verpflegen, ist für mich nicht tragbar. Ich verdiene sehr gut – jetzt. Aber ich mache Projekte, die jeweils vier Monate dauern. Und wenn ich mir einen neuen Job suchen muss – weil Kunden den Vertrag mit meiner Firma kündigen, weil die Wirtschaftslage noch schlechter wird, weil die Kunden ihre Pläne ändern –, dann beschränken Kinder meine Wahlmöglichkeiten. Denn dann kann ich nicht einfach sagen, ich packe meine Sachen und komme sechs Monate nicht mehr nach Hause oder ich arbeite sechs Monate nicht oder ich arbeite für jemanden, der weniger zahlt, aber mich interessiert, und wohne dafür sechs Monate in einem Drecksloch, das 200 Euro kostet, sondern ich muss für die Familie mitdenken.

Und es ist schon jetzt blöd. Wir leben in Dubai, aber ich bin die ganze Woche unterwegs in den Golfstaaten und meine Frau ist allein – die findet das nicht so lustig. Und mit einem Kind – dass ich dann nur am Wochenende für es da wäre, das empfände ich als eher schlecht. Und dass meine Frau die ganze Woche die gesamte Arbeit mit Kind alleine schupft, kann ich nicht erwarten. Denn das ist eine Verantwortung, die ich nicht abgeben kann. Aber wenn ich das meinen Eltern sage: ‚Ich hab einen neuen Job, der bietet mir noch mehr Möglichkeiten', dann sagen sie immer: ‚Warum bist du nicht bei deinem alten Job geblieben?' Sie verstehen das nicht, denn sie sind in einer ganz anderen Welt groß geworden.

Schau dir nur die Nachrichten an, aus den 70er-Jahren, da gibt es ja alte DVDs: Was da berichtet wurde über das, was damals in Afrika passierte, war geradezu nostalgisch.

Unsere Eltern hatten nicht die Informationsvielfalt, die wir haben. Wenn du nur zwei Möglichkeiten hast, dann ist es o.k.: Du kannst entweder das eine oder das andere tun. Aber wenn du zehn Möglichkeiten hast in einer globalen Welt, dann ist deine eigene Welt auch nicht mehr so klar. Früher war es normal zu heiraten, Kinder zu kriegen, ein Häuschen zu bauen – meine Eltern sind aus dem Irak geflüchtet, die hatten also eine weniger normale Existenz als andere, aber diese Grundprinzipien waren ihnen klar. Diese Verantwortung war normal. Und die Verantwortung, die Kinder mit sich bringen, diese Verantwortung, die man nicht abgeben kann, die gehört auch heute noch ganz genauso dazu, aber es ist viel leichter geworden sich ihr zu entziehen als früher."

Vereinbarkeit von Kind und Karriere

Natürlich kann man vor dem Hintergrund vielfältiger Möglichkeiten, Freiheiten und Unfreiheiten auch die Wahl treffen, Kinder zu bekommen, wie der Film *Mein halbes Leben* (2008) zeigt. Der Salzburger Regisseur Marko Doringer porträtiert in seiner Dokumentation eine Handvoll seiner um die 30-jährigen Freunde, die unterschiedlich im Leben stehen: Kata ist passionierte Modedesignerin und wird im Laufe der Filmarbeiten unerwartet von ihrem Partner schwanger, Martin hängt seinen Job als Journalist an den Nagel und geht mit seiner Freundin nach Südafrika, und Tom ist Familienvater, arbeitet aber in der globalisierten Wirtschaftswelt.

Tom pendelt als Leiter der Bulgarien-Niederlassung eines Konzerns zwischen Sofia und Oberösterreich. Sinngemäß wiedergegeben sieht er sein Leben so: „Ich habe 23 Leute unter mir, arbeite den ganzen Tag und am Abend fahre ich wieder heim – essen und schlafen. Für Freunde bleibt wenig Zeit: Hier in Sofia habe ich keine, und wenn ich daheim bin am Wochenende in Oberösterreich, dann bin ich bei meiner Familie und das genieße ich – deswegen tu ich das auch alles. Wenn du Kinder hast – das ist so ganz anders! Da musst du dich selber zurückstellen, und das ist schön."

Beruf und Familie – in vielen Ländern Europas ein zwischen tradierten Vorstellungen und der neuen Welt gefangenes Thema. Wie Frauen Kinder und Beruf im Alltag tatsächlich unter einen Hut bringen, zeigt eine Studie der London School of Economics aus dem Jahr 2003 (Catherine Hakim: *The search for equality. Work and occupations,* www.lse.ac.uk/). Demnach hinterfragen Frauen mit Vollzeit-Karrieren zunehmend den Sinn ihres eigenen beruflichen Ehrgeizes und der Anforderungen, die ihre Karrieren an sie stellen. Für manche ist es sogar ein Doppelleben zwischen der straffen Disziplin des Büros und dem persönlichen Leben zu Hause. Der Nebeneffekt: „Jene Kolleginnen und Kollegen im Job, die allein für ihren Beruf leben, wissen nicht so recht, wie sie mit uns berufstätigen Müttern umgehen sollen, und fragen sich: Ist diese Frau im Beruf disponibel oder nicht?", erklärt Rachel Carnegie, UNICEF-Beraterin für Kinder- und Jugendentwicklung in einem Interview mit der *Financial Times.* Nach der Geburt ihres zweiten Kindes hatte Carnegie ihren 40-Stunden-Job an den Nagel gehängt, um als Freiberuflerin mit flexibler Zeiteinteilung zu arbeiten. Als die Kinder noch klein waren, hatte sie 15 Stunden Kinderbetreuung in der Woche organisiert und nachts und in den frühen Morgenstunden gearbeitet. Nun seien die Kinder zwar im Kindergarten, doch nach wie vor sei ihr Leben eine für berufstätige Mütter typische Leistung an Organisation und Disziplin, wobei sie nicht immer mit dem Verständnis ihrer Arbeitgeber und Kollegen rechnen könne.

Einblick in die gelebte Praxis bietet auch die karenzierte Akademikerin Marita Haas in ihrer Kolumne *Das Baby und den Alltag schaukeln* auf der Homepage des Österreichischen Instituts für Familienforschung:

„Monat 6 – Elternteilzeit. Ein Schritt zurück. Von Marita Haas

Ivalina stellt den Plan auf den Kopf.

Der Plan war gut. Und alle Beteiligten haben mitgeholfen, damit mein Vorhaben, einen Wochentag im Büro zu verbringen, ein Erfolg wird: Mein Auftraggeber mit der Freitags-Regelung, meine KollegInnen mit den Freitags-Meetings, mein Mann mit dem Freitags-Urlaub. Ivalina allerdings wollte freitags auch etwas, nämlich die Mama. Nach drei halbwegs glücklich abgelaufenen Arbeitstagen mit zahlreichen Stillpausen trat meine Tochter in den Hungerstreik. In der Früh anstatt zu trinken ein bisschen plappern und herumschauen, in Mamas Vormittagspause die Brust keines Blickes würdigen und die Flascherl-Versuche von Papa weinend abwehren.

Die Konsequenz: Zurück an den Start. Weg vom Bürotag, zurück zum Home-Office. Wie soll ich meinen Rückschritt interpretieren? War es ‚Einsicht', wie mir eine Frau S. in ihrem Leserbrief zur letzten Kolumne geschrieben hat? Oder habe ich mich zu schnell von Ivalina unterjochen lassen, zu schnell auf ihre Wünsche reagiert; war ich zu wenig kreativ, hab ich zu wenig ausprobiert? Oder war vielleicht der eigentliche Grund der, dass wir 2 von 5 Freitagen verschieben mussten, weil mein Mann so wichtige Termine hatte, dass er doch nicht Urlaub nehmen konnte? Oder geht es etwa um die Tatsache, dass der Auftrag, an dem ich freitags arbeite, auf den zweiten Blick viel weniger interessant ist, als ich angenommen habe?

Ich weiß es nicht. Fakt ist: Ich arbeite von nun an freitags von zu Hause aus. Ich war ein Fan vom Home-Office, früher. Home-Office, das bedeutet, direkt vom Bett zum Computer, im Pyjama bleiben und das Kaffeehäferl so am Schreibtisch positionieren, dass die Präsentationsunterlagen fürs nächste Meeting keine braunen Ringerl abbekommen. Home-Office bedeutet auch arbeiten bis in die Nacht, wenn andere fernsehen. Und fernsehen, wenn andere arbeiten.

Home-Office mit Baby sieht allerdings ein bisschen anders aus. Zuerst muss ich unter den letzten *Eltern*-Heften, den Überweisungsscheinen fürs Babyschwimmen und den Beikostproben von Hipp meinen Laptop freischaufeln. Die Arbeit muss alle drei Stunden unterbrochen werden, weil Ivalina gestillt wird. Mein Mann braucht auch Betreuung. Er fragt nach, wie genau das mit dem Schlafbedürfnis von Ivalina aussieht und ob er die Wäsche wirklich abnehmen muss, weil das neben dem Spielen nicht so einfach ist.

Die Planänderung basiert vor allem darauf, dass mein Chef jetzt Ivalina heißt. Die Ringerl vom Kaffeehäferl bilden sich trotzdem. Das ist wenigstens gleich geblieben."

(www.oif.ac.at/aktuell/aktuell_overview.asp?ID=167, April 2009)

Wie wird der Balanceakt zwischen Lebensanforderungen und Kinderkriegen in der Öffentlichkeit diskutiert? Meistens nicht auf eine zielführende Art und Weise. In einem Großteil der westlichen Länder müssen sich Frauen und Männer die Kunst dieses Drahtseilakts immer noch selbst beibringen.

In einem Interview mit dem *Stern* im März 2009 bringt die deutsche TV-Moderatorin Marietta Slomka die Defizite in der öffentlichen Diskussion folgendermaßen auf den Punkt: Aus dem Kinderkriegen sei eine Fraktionsdebatte gemacht worden, und zwar Frauen mit Kindern contra Frauen ohne Kinder. Frauen mit Kindern und berufstätig contra Frauen mit Kindern und nicht berufstätig. Es sei ganz schlimm, wie die Frauen gegeneinander ausgespielt würden, nach dem Motto: Die eine müsse ein schlechtes Gewissen haben, weil sie eine Tagesmutter hat oder das Kind in die Kita gibt. Die andere müsse ein schlechtes Gewissen haben, weil sie nur Hausfrau ist. Und wieder andere sollten sich rechtfertigen, warum sie gar keine Kinder haben. Marietta Slomka findet, das geht zu weit. Das solle jedem selbst überlassen sein.

Abgesehen von falschen Bilderbuch-Vorstellungen darüber, wie jemand sein sollte, der Kinder haben will – etwa wenn 39-jährigen Frauen, die noch nicht mindestens zwei Kinder haben, unterstellt wird, sie können gar nicht mit Kindern.

Kinder als Stütze des Sozialsystems

Die demografische Diskussion der letzten Jahre leistet dabei keine Hilfestellung. Statistisch gesehen kommen in den westlichen Ländern zu wenig Kinder auf die Welt, als dass wir unsere staatlichen Pensionssysteme auch in Zukunft erhalten könnten, ja zu wenig Kinder, als dass die Europäer, Amerikaner und Japaner überhaupt langfristig weiterbestehen könnten. In bestimmten religiös-traditionellen Kulturen ist die Situation eine andere, die Stellung der Frau eine andere und bringen daher die Frauen – wie auch immer – mehr Kinder auf die Welt, was indirekt dazu führt, dass westliche Länder erwägen, durch Zuwanderung ihren Pool aufzufüllen. „Das kann allenfalls eine Lösung auf Zeit sein", sagt Arne Sunde, Leiter der Universitätsfrauenklinik am Sankt Olavs Hospital in Trondheim und Ehrenpräsident der European Society of Human Reproduction and Embryology. „Erstens bräuchten wir, um unseren ‚Pool' aufrecht zu erhalten, um die 20 Millionen Zuwanderer – woher sollen sie alle kommen? Zweitens ist es eine Frage der Zeit, bis Zuwanderer aus aller Herren Länder sich an den westlichen Lebensstil anpassen und nach und nach ebenfalls weniger Kinder bekommen, etwa wie es heute schon der Fall ist bei türkischen Immigranten, die in den 70er-Jahren nach Deutschland kamen."

Ein „Zurück zur Familie" forderte *Der Spiegel*, als im Jahr 2001 bekannt wurde, dass heute im Schnitt vier Erwerbstätige einen Pensionsbezieher finanzieren und es im Jahr 2050 nur noch zwei sein werden. Über viele Seiten beklagte das Hamburger Magazin die „Todeskurve des Volkes", weil „kein Segen mehr über der Familie" liege. Während es früher ökonomisch notwendig gewesen sei, Nachwuchs aufzuziehen, bekämen die Kinder der „Spaßgesellschaft" nur noch dann ihrerseits Kinder, wenn sie sich davon einen Zuwachs an Glück versprechen. Es sei aber auch die moderne Wohlstandsgesellschaft auf Kinder angewiesen, und das müsse man jetzt endlich erkennen, denn schließlich könne das Pensionssystem ohne Nachwuchs nicht funktionieren.

Den bereits 40-jährigen Frauen wurde also ein schlechtes Gewissen gemacht, weil genau sie zu wenig Pensionsbeitragszahler produziert hätten, und den 20-Jährigen ein nicht eben verlockender Tritt in den Hintern gegeben.

Kaum jemand fragte, wie es diesen Frauen – und ihren Männern – denn überhaupt geht.

Iris Radisch, Redakteurin bei der Hamburger Wochenzeitung *Die Zeit*, erklärt, wie es ihnen geht und warum polemische Diskussionen am Ziel vorbeiführen. In ihrem Artikel *Der Preis des Glücks* zählt sie ein paar „unbequeme Wahrheiten" auf, die in der Öffentlichkeit gerne vergessen werden. Junge Frauen bekämen überall zu hören, dass sie möglichst schnell Kinder bekommen sollen, aber niemand erzähle ihnen, was diese Verantwortung alles bedeutet. Die weibliche Wirklichkeit sehe so aus, dass eine Frau, die Kinder bekommt, ihr Leben ändern muss – ein Mann, der Kinder bekommt, aber nicht unbedingt. Er könne sich leichter absentieren, könne die Frau verlassen und sich weiter verwirklichen – „Biobauer in Timbuktu werden und so viele neue Leben beginnen, wie er will" –, weil der Löwenanteil der Kinderbetreuung nach wie vor an der Frau hänge – berufstätig oder nicht.

Gleichheitsgrundsätze oder nicht: Wenn ein Kind da ist, sei die Gleichheit zwischen Mann und Frau zumindest teilweise aufgehoben. Und was den Mythos von der Vereinbarkeit von Beruf und Familie betreffe, gehe es dort „nicht ganz so ordentlich zu" wie in der Familienpolitik. Denn Ganztagsschulen und Ganztagskindergärten, die von 9.00 Uhr bis 16.00 Uhr geöffnet sind, lösen die Probleme einer ganztags berufstätigen Mutter nicht: Auch im Ganztagskindergarten müsste ein Kind sauber gekleidet und möglichst mit einem Paar gleicher Socken bestrumpft erscheinen, pünktlich wieder abgeholt, beköstigt und bespielt werden. Und auch im Ganztagskindergarten werde permanent Geburtstag (Geschenke), Fasching (Kostüme) und Erntedank (Obstkörbchen) gefeiert, müssten Läuse bekämpft, Sterne gebastelt und Kuchen gebacken werden.

„Die Gleichberechtigung von Mann und Frau ist eine wunderbare Sache. Wir müssen sie verteidigen, auch wenn sie nicht funktioniert. Mit Kindern funktioniert sie nicht. Mit Kindern kommt die Moderne ins Stottern. Ohne Kinder allerdings auch. In diesem Paradox leben wir. Es soll sich trotzdem niemand vom Kinderbekommen abschrecken lassen. Dass Kinder glücklich machen, stand hier nicht zur Debatte. Ist auch schon oft genug beschrieben worden. Man sollte dem Glück nur offen in die Augen sehen. Dann sieht man, dass man es nicht umsonst bekommt."

(Iris Radisch: *Der Preis des Glücks*, *DIE ZEIT*, 16. März 2006)

In seiner Replik auf Radisch, *Was der Mann nicht kann*, bringt der Journalist und Literaturkritiker Ulrich Greiner die Sicht des Mannes auf den Punkt, und kehrt dabei ein Stück weit zur Tradition zurück. Was nichts löst – aber die unterschiedlichen Standpunkte, Schuldzuweisungen und den Konflikt in der Gesellschaft in klare Konturen bringt:

„Nach einem langen und mühsamen Kampf um Gleichstellung und Gleichberechtigung haben die Frauen es geschafft, jene Areale zu erobern, die bis dato den Männern vorbehalten waren. Sie können inzwischen ebenso gut schießen und rechnen, ebenso gut regieren und kujonieren wie die Männer. Ihnen gehören große Felder des Erziehungswesens, der Sozialpolitik und der Kultur. Frauen sehen inzwischen ebenso aus wie Männer, sie tragen Hosen und kurze Haare, sie kennen ordinäre Witze und die subtilen Tricks der Karriereplanung. Zwar verdienen sie meist etwas weniger als die Männer, aber das wird sich ändern. Was sich aber nicht ändern wird: Männer können keine Kinder kriegen. Die Märchen, die Mythen der Völker und die Werke der Weltliteratur erzählen immer wieder von der einen und großen Kränkung des Mannes: dass er alles kann – aber keine Kinder kriegen. Deswegen hat der Mann die Frau immer umworben, ihre Schönheit besungen, ihren Leib gepriesen. Deswegen hat er sie in Schach gehalten, mit Schleiern verhüllt, in der Kemenate oder im Harem versteckt. ... Schon immer hat der Mann alles unternommen, um diesen von der Natur eingerichteten ungeheuren Vorsprung der Frau wettzumachen. Die Furcht, die ihn dabei umtrieb, ist im Vokabular des römischen Rechts aufbewahrt: *Pater semper incertus* – den Vater weiß man nie genau."

(Ulrich Greiner: *Was der Mann nicht kann*, *DIE ZEIT*, 6. April 2006)

Greiner zufolge ist der Mann im Begriff, „diese Schmach endgültig zu überwinden" – aber nicht, ohne dass die Partnerschaft dafür einen Preis zahlen müsse. Nachdem die emanzipierte Frau Anspruch auf völlige Autonomie erhoben hat, fehle dem Mann heute das zentrale atavistische Motiv, das ihn früher dazu bewog, Verzicht auf egoistische Bedürfnisse zu leisten und stattdessen die materiellen Bedingungen für die Familie zu garantieren. Einst war der Mann der Stärkere – heute hingegen habe der Vater keinen festgefügten Grund mehr, er könne sich seiner Verantwortung stellen oder es bleiben lassen. Die einstigen Vorzüge seien nicht mehr unbedingt Vorteile: Körperliche Stärke sei nicht mehr zwingend erwünscht oder Fließbandarbeit, die früher körperliche Kraft und Präsenz erforderte, werde heute von Computern gesteuert, die eine Frau ebenso gut oder besser bedienen könne. Auch in den Intelligenzberufen trügen nicht mehr ausschließlich die Männer die Prämien davon und selbst der zentrale Akt der Zeugung habe an Wert verloren in einer Zeit, in der Frauen, denen es an einem attraktiven Partner fehlt, sich Samen einfach kaufen können.

„Ich habe keinen Grund, ‚die' Männer in Politik und Wirtschaft zu verteidigen, aber ich fürchte, dass wir, wenn es ‚den'

Frauen endlich gelänge, den Gleichheitskampf zu gewinnen, nicht besser dastünden. Dass auch Frauen Konzerne lenken und Kriege führen können, muss nicht bewiesen werden. Dass sie gebären und damit eine einzigartige Macht ausüben können, scheinen sie vergessen zu haben", so Greiner.

Er kritisiert zudem, dass Frauen selbst die Mutterschaft zum Teil herabwürdigen, indem sie über Geschlechtsgenossinnen, die sich dafür entschieden haben Kinder zu gebären, höhnen: „Wie der Mann, der auf traditionelle Weise den Ertrag seiner Arbeitskraft für die Familie aufwendet, ist auch die Frau, die sich im Austausch den Kindern widmet, nur mehr der Trottel der Gesellschaft. Dabei sehe ich im Gebären und im Stillen, im Wechseln der Windeln und im einschläfernden Wiegen des Babys ein erotisches Erlebnis höchster und seltenster Art, das ein Mann niemals in derselben Weise wird haben können, eine Erfahrung des Glücks und zugleich auch der Entsagung, für die es kein Äquivalent gibt."

Greiner postuliert den Konflikt in jenen Ländern, die noch immer zwischen Tradition und Neuzeit stehen: „Wenn es der unbezweifelbare Wunsch, das unbezweifelbare Recht aller halbwegs vernünftigen Frauen sein sollte, einen befriedigenden und ordentlich bezahlten Beruf einzunehmen, dann ist der gleichzeitige Wunsch, verantwortliche Mutter zu sein, strukturell unerfüllbar, was bedeutet, dass er mit erheblicher Entsagung einhergeht", schreibt er. Von Liebe sei dabei noch gar nicht die Rede gewesen, „dabei hängt von ihr alles ab. Und es wäre auch nicht fair, der Liebe alles aufzubürden, was unsere Lebensweise ständig verabsäumt. Sie hat für Kinder keinen selbstverständlichen Ort mehr. Das ist ein Jammer, aber wir sollten uns hüten, die alten Strukturen zurückzuwünschen. Sie sind, egal, ob sie uns verlockend oder verderblich erscheinen, unwiederbringlich."

Staatliche Unterstützung ist notwendig

Und was denn, außer einander zu lieben, sollten wir tun? Wie sollen wir den Alltag in den Griff kriegen, wenn (oder obwohl) wir lieben? Staaten versuchen, den selbstverständlichen Ort für Kinder, den früher die Großfamilie bot, zu schaffen – je nach Art des Zugangs mit beachtlichem oder mit mäßigem Erfolg.

In der Brandstatt in Stanz im steirischen Mürztal wurde Ende des Schuljahres 2008/2009 die Volksschule geschlossen. In den 60er-Jahren drängten dort 60 Kinder in zwei Klassen die Schulbank, heute sind es gerade 16. Neben der Abwanderung ist vor allem der Geburtenrückgang an dieser Entwicklung schuld. Frauen aus Stanz und Frauen aus Wien – unter ihnen Johanna Rachinger, Generaldirektorin der Nationalbibliothek – berichten im Film *Gebärstreik*, der am 26. Mai 2009 in der ORF-Sendung *Kreuz und Quer* ausgestrahlt wurde, warum sie keine Kinder bekommen wollen oder können. Der Haupttenor: Beruf und Kinder sind unvereinbar, weil es an guten Betreuungseinrichtungen für Kleinkinder fehlt.

In Österreich trauen sich immer weniger Frauen, Kinder zu bekommen. Hatten die Österreicherinnen noch in den 60er-Jahren je 2,7 Kinder, sind es heute 1,3. „Frauen haben einen irrsinnigen Druck. Die Frage ist immer: Wann entscheide ich mich dazu, wann ist der richtige Zeitpunkt, und wie mache ich es, mich gleichzeitig im Beruf zu etablieren? Die Ziele weiten sich immer mehr aus und werden von Jahr zu Jahr höher gesetzt und ich glaube nicht, dass man jemals zu dem Höhepunkt kommt, wo man sagt: ‚Jetzt habe ich das und das reicht mir und jetzt passt das Kind'", erzählt eine 27-jährige Frau aus Stanz. Die Kindergärten hätten zudem nicht zu den Zeiten offen, zu denen die Eltern arbeiten.

Ein Überblick zeigt: Jene Länder, deren Systeme darauf ausgerichtet sind, dass Frauen, wenn sie Kinder bekommen, ihre Erwerbstätigkeit unterbrechen, haben niedrigere Geburtenzahlen. Jene Länder, die dagegen in Frauenerwerbstätigkeit, Kindergleichheit und Geschlechterpolitik investieren, haben die höchsten Geburtenraten. Noch vor 15 Jahren waren in Dänemark die Geburtenraten am Abfallen. Heute sind dort Fulltime-Jobs beider Eltern und Familiengründung vereinbar und Kinder sind geschätzte Teilnehmer der Gesellschaft. Ab dem Alter von sieben Monaten geht ein hoher Prozentsatz an Kindern in die Kinderkrippe, wo eine Betreuerin für maximal drei Kinder zuständig ist – das sind drei Mal so viele Pädagoginnen wie in Österreich. Dänemark gibt mit 1,2 Prozent des Bruttoinlandsprodukts 4,3 Mal so viel für Familienförderung aus wie Österreich. Dänemark schneidet übrigens auch im PISA-Test deutlich besser ab als Österreich – laut Experten fördert das dänische System Gleichheit, Zusammenhalt, soziales Zusammensein, selbstständiges Denken, Individualität sowie die Beteiligung der Männer an der Hausarbeit und am Familienleben: Man hat zu zweit ein Kind in die Welt gesetzt und teilt sich die Aufgaben.

Während in Österreich Frauen mit einem Bildungsniveau ab der Matura häufiger kinderlos sind als Frauen ohne Matura, gibt es in nordischen Ländern diesen Unterschied nicht mehr. In Schweden erhalten Mann und Frau in der Babypause 80 Prozent, in Norwegen sogar bis zu 100 Prozent ihres Gehalts.

Johanna Rachinger, Chefin der Österreichischen Nationalbibliothek in Wien, ist sich sicher, dass sie ihren Berufsweg in Österreich nicht mit Kindern hätte hinlegen können: „Es sind nicht nur die fehlenden Betreuungseinrichtungen, sondern die Gesellschaft erwartet, dass Frauen zu Hause bleiben. Ich kenne viele Männer in Spitzenpositionen, die sagen, dass sie sehr wenig Zeit für ihre Kinder haben und dass sie froh sind, dass ihnen die Frau zu Hause das alles abnimmt. Aber ich kenne ganz wenige Frauen, die sagen, der Mann nimmt ihnen alles ab, jedoch sehr viele berufstätige Frauen, die kinderlos sind", sagt Rachinger in der TV-Dokumentation. Eine von zehn Frauen zwischen 30 und 40 in Österreich lebt außerdem allein.

In den vergangenen 30 Jahren ist die Geburtenrate in fast allen europäischen Ländern deutlich gesunken. Sie liegt mittlerweile unter dem Wert, der als bestandserhaltend für eine Gesellschaft gilt – das sind 2,1 Kinder pro Frau. In Österreich bringt eine Frau im Durchschnitt 1,3 Kinder zur Welt, in Deutschland, Italien und Spanien sind die Zahlen noch niedriger. Schweden, Dänemark, Norwegen, Finnland, Irland und Frankreich gehören hingegen mit einer Fertilitätsrate zwischen 1,71 und 1,89 zu den Ländern mit relativ hohen Kinderzahlen in Europa. Gesunken ist die Fertilitätsrate in der Türkei: Laut *CIA World Factbook* lag sie 2007 nur noch bei 1,89, was der sich modernisierenden islamischen Gesellschaft zugeschrieben wird. Dem gegenüber steht eine relativ hohe Kinderzahl in den USA mit 2,1 – obwohl das Land Sozialpolitik nur in Ansätzen kennt und eine ausdrückliche Familienpolitik kaum existiert. In den USA wird Kinderbetreuung privat getragen. Die „Comprehensive Schools", die rund 90 Prozent der Schülerinnen und Schüler aufnehmen, kennen aber die Nachmittagsbetreuung, sodass Mütter wieder arbeiten gehen können. Der Anteil an berufstätigen Frauen in den USA liegt ungefähr gleich mit dem europäischen Durchschnitt von 47 Prozent.

Viel Geld und gute Betreuungsmöglichkeiten ergeben eine hohe Geburtenrate? Einfache Antworten sind falsch.

Natürlich kann eine expansive Familienförderung zu einer hohen Geburtenrate führen. Doch selbst wenn wenig für Kinder getan wird, die Wirtschaft prosperiert und die Arbeitslosigkeit gering ist, werden viele Kinder geboren, wie Irland und Großbritannien beweisen. Eines ist nur sicher: Geht es potenziellen Eltern schlecht und tut der Staat nichts, dann ist die Folge, dass kaum Nachwuchs kommt. Und was auch nicht hilft, sind restriktive, lange Arbeitszeiten und Kinderfeindlichkeit am Arbeitsplatz.

Das beginnt schon beim Vorstellungsgespräch. Kaum eine Frau würde zu einem Vorstellungsgespräch gehen und nach der Beantwortung aller Fragen einräumen: „Ich plane zudem, in den nächsten fünf Jahren Kinder zu bekommen" – außer sie will den Job nicht. Auch schreibt kaum ein Unternehmen „Suche Arbeitnehmerin ab 45, die bereits Kinder hat" in ein Jobinserat. Würde die Wirtschaft umdenken, könnte auch sie maßgeblich zur Familienkultur beitragen – und unterm Strich glücklichere Arbeitnehmer haben. Anstatt dass Studienanfängern eingetrichtert wird, dass sie möglichst schnell fünf Sprachen lernen und einen Master of Business Administration absolvieren müssen, um überhaupt einen Job zu bekommen, könnte sich die Wirtschaft zunehmend auf die Erfahrungen und Qualitäten älterer Arbeitnehmer besinnen (abgesehen davon, dass bei ihnen keine Gefahr mehr besteht, dass sie in Karenz gehen).

Unternehmer könnten sogar Eltern als Berufseinsteiger suchen. Natürlich wäre es eine Umwälzung, wenn eine Arbeitskultur entstünde, in der über 40-Jährige Anfangsgehälter akzeptieren – vorausgesetzt, dass sich das für sie rechnet. Aber neue medizinische Methoden, die dem unerfüllten Kinderwunsch abhelfen sollen – wie etwa Eizellspenden in einem Alter jenseits der Menopause für Frauen, die für die Familiengründung vorher keine Zeit hatten –, sind eine ähnlich große Umwälzung. Erstere bezieht sich auf die Umstellung der Arbeitsrealität und des Wirtschaftslebens. Zweitere ist hingegen eine zeitliche Umstrukturierung beim Kinderkriegen an sich – von früher auf später und von genetisch eigenen auf genetisch fremde Kinder. Man muss nicht übermäßig lange nachdenken, um eine Idee zu haben, welche die klügere Variante ist.

Vereinzelte Unternehmen haben das begriffen. Etwa haben die Institute für Molekulare Pathologie und Molekulare Biotechnologie im Vienna Biocenter verstanden, dass der Beruf der Wissenschaftlerin aufgrund der unregelmäßigen Arbeitsstunden im Labor per definitionem nicht familienfreundlich ist. Es gibt einen Betriebskindergarten direkt am Campus, der von 7.00 Uhr morgens bis 7.00 Uhr abends geöffnet ist. Und die Österreich-Niederlassung des weltgrößten Software-Konzerns Microsoft läuft auf der Basis flexibler Zeiteinteilung, was besonders Müttern entgegenkommt.

Lebensplanung statt Familienplanung

Auch die Medizin stellt die Menschheit vor neue Herausforderungen, die klarmachen: Per definitionem sind Fragen rund um die Rolle der Familie und Familiengründung für Schwarz-Weiß-Antworten völlig ungeeignet. Mögen wir uns um die Organisation des familiären Alltags sorgen, so lange wir wollen: In einer Zeit, in der die Fortpflanzung nicht mehr an die Sexualität gekoppelt sein muss, sondern im Labor erledigt werden kann, ist ein Kinderwunsch gar nicht mehr zwingend untrennbar mit dem Wunsch nach Ehe und Familie verbunden. Familienplanung sollte also viel mehr „Lebensplanung“ heißen, denn das ist, was es ist. Und die Lebenspläne werden immer vielfältiger.

Immer mehr Kinder kommen unehelich zur Welt. Auch die Zahl der Patchwork-Familien steigt und lag im Jahr 2008 bei 85 000. In den USA wachsen zwischen einer und sechs Millionen Kinder in homosexuellen Familien auf. Die Kinder sind entweder adoptiert, stammen aus früheren Ehen, oder sie werden mithilfe der künstlichen Befruchtung gezeugt. Frauen können mithilfe von Eizellspenden noch nach der Menopause schwanger werden und Kinder bekommen. Und es können Frauen ohne Partner Kinder bekommen. Oder Embryonen adoptieren. Oder Leihmütter genetisch fremde Kinder austragen. Vor diesem Hintergrund sind Diskussionen wie etwa jene der Krankenkassen, ob Unfruchtbarkeit nun als Krankheit einzustufen sei oder nicht, für die Situation der Menschen zunehmend weniger relevant.

Carl Djerassi, heute auch ein in gesellschaftlichen Fragestellungen versierter Dramatiker und Romanautor, beschreibt den heutigen Zustand der Familie in der Einleitung zu in seinem Theaterstück *Tabus* so:

„Begriffe wie ‚Ehe‘, ‚Familie‘ und ‚Eltern‘ hatten früher eine fest umrissene Bedeutung. Sie waren das Fundament, auf dem unsere kulturellen Werte beruhten. Begriffe wie ‚Embryo‘, ‚Kind‘ oder ‚Zwilling‘ wurden ebenfalls als unzweideutig verstanden. Und Postulate, wie eine Ehe müsse heterosexuell sein und ein Kind könne nicht zwei Elternteile gleichen Geschlechts haben, wurden nicht einmal postuliert, weil es daran nicht den geringsten Zweifel gab.

All diese Begriffe sind ins Wanken geraten, ihre einst klaren Abgrenzungen verschwimmen, ihre Bedeutung erweitert sich. Manche mögen die Schuld in der In-vitro-Befruchtung suchen, die in den letzten drei Jahrzehnten zunehmend angewendet wird. Faktisch jedoch sind tiefgreifende Veränderungen – hauptsächlich in den USA und Europa – in weit höherem Maße für diese Umwälzungen verantwortlich, die so viel Angst und Antagonismus hervorgerufen haben, insbesondere unter den immer lautstärker werdenden christlichen Fundamentalisten in den USA. … Kein Thema ist so provokativ und komplex wie die aktuellen Fragen nach der sozialen Bedeutung von Elternschaft und Familie, wo sich jeder Horrorvision ein ‚Aber was ist wenn'-Szenario entgegenhalten lässt."

(Carl Djerassi: *Phallstricke. Tabus*, 2005)

Kapitel 3

Frauen „werden“ schwanger, Männer „machen“ schwanger

Oder: Je länger man wartet, desto schwieriger wird es

Gesellschaftliche Gründe können medizinische Gründe zur Folge haben

„Schenken Sie dem Medienrummel keinen Glauben. Spezialisten sagen, jünger ist besser“, titelte das US-Magazin *Newsweek* bereits 2001, als die Fortpflanzungsmedizin zunehmende Erfolge feierte. Die Autoren stellen sich gegen die falsche Annahme, dass Frauen heute erstens länger Kinder bekommen können und zweitens die Medizin Wunder wirken könne, wenn es nicht klappt. Sie betonen: Je länger man wartet, desto schwieriger wird es, Spitzenmedizin oder nicht.

Statistiken zeigen, dass alles ist wie eh und je: Ab dem Alter von 30 Jahren beginnt die Fruchtbarkeitsrate bei Frauen allmählich zu sinken. Ab Ende 30/Anfang 40 sinkt die Chance einer Schwangerschaft dann auf fünf bis zehn Prozent im Jahr, und da kann die Medizin die Chancen nur noch marginal verbessern. Ab dem Alter von 40 Jahren beginnen sich schließlich in den älteren Eizellen chromosomale Fehlbildungen zu entwickeln, die die Erfolgschancen bei der künstlichen Befruchtung dramatisch abrutschen lassen, sodass manche Kliniken sogar eine Behandlung verweigern, um ihre Statistiken nicht zu gefährden. Erschwerend kommt hinzu, dass in manchen Ländern, wie etwa Frankreich oder Bulgarien, die künstliche Befruchtung für Frauen ab 40 sogar verboten ist und in anderen, wie Österreich, die Krankenkasse nur bei Indikationen für Frauen bis 40 und für Männer bis 50 Jahre bezahlt.

Männer „machen" schwanger, Frauen „werden" schwanger, der Zeugungsakt verteilt die Rollen klar. Auch die Rollenverteilung findet ihren Niederschlag in der österreichischen Gesetzgebung. Demnach kann man in Österreich bei bestimmten Indikationen eine Samenspende empfangen, eine Eizellspende aber nicht. Auch können sich alleinstehende Frauen, denen es an einem attraktiven Partner mangelt, nicht künstlich befruchten lassen: Das Gesetz erlaubt diese Möglichkeit nur für Paare, die sich in einer Lebensgemeinschaft befinden. Und ganz abgesehen davon könnte besonders Frauen, die im Alter zwischen 35 und 45 noch keine Kinder haben, aber welche wollen, ganz schön schwummrig werden angesichts der Bedingungen, die die Evolution für sie ausgetüftelt hat.

Das Schreckgespenst der ungewollten Schwangerschaft

Des Weiteren ist schwanger zu werden nicht so leicht, wie viele annehmen. Speziell der Generation der heute Mitte-30/Anfang-40-Jährigen, deren Mütter die ersten waren, die die Antibabypille frei zur Verfügung hatten, wurde eingetrichtert: „Pass auf, dass du nicht zu früh schwanger wirst, sonst verbaust du dir die Chancen auf eine eigene Karriere." In einer Gesellschaft zwischen Nachkriegsmoral und der aufkeimenden Freiheit der 60er-Jahre waren ledige Mütter geächtet wie eh und je, aber die Frauen konnten ein solches Schicksal durch Einnahme der Pille leichter verhindern. Was jedoch in den Köpfen blieb, ist das Schreckgespenst einer ungewollten Schwangerschaft, das nachhaltig die falsche Annahme nährte, man könne quasi allein vom Hinschauen schwanger werden. Das Gegenteil ist der Fall: Selbst wenn beide Partner unter 35 Jahre alt sind und exakt zum optimalen Zeitpunkt im Monatszyklus Geschlechtsverkehr haben (im Fachjargon „Verkehr zum Optimum"), liegt die Chance, ein Kind zur Geburt zu bringen, bei nur 22 bis 25 Prozent pro Monatszyklus. Denn das Paar muss nicht bloß jene acht oder neun Stunden der weiblichen Fruchtbarkeit innerhalb des 11. und 16. Zyklustages exakt erwischen. Sondern es ist auch eine Frage des Aufeinandertreffens der optimalen Ei- und Samenzellen. Kleiner Vorteil: Die Spermien können bis zu 48 Stunden in der Gebärmutter überleben, um auf den Eisprung zu warten. Wenn der Mann jung ist.

Bei Frauen ab 35 sinkt die Wahrscheinlichkeit einer Schwangerschaft zunächst allmählich und dann ab 40 abrupt. Haben Frauen im Alter von 38 Jahren noch eine fast 20-prozentige Chance pro Monatszyklus schwanger zu werden und ein Kind zur Geburt zu bringen, sieht es ab 40 anders aus: Pro Monatszyklus liegt die Chance schwanger zu werden zwar noch bei zehn Prozent, aber die Chance, ein Kind zur Geburt zu bringen, nur noch bei fünf Prozent. Denn die Gefahr, dass bei der Eizellreifung genetische Defekte entstehen können, ist höher. Analog sind die Samenzellen des Mannes ab dem Alter von etwa 50, 60 Jahren immer weniger beweglich und können weniger lang in der Gebärmutter auf den Sprung des begehrten Eis warten. Natürlich gibt es Ausnahmen.

Zeitlicher Verfall der Eizellen

Im Schnitt haben Frauen an die 400 000 Eizellen bei der Geburt. Bloß ein paar Tausend davon können heranreifen, bevor die Eierstöcke allmählich nachlassen und schließlich ihre Tätigkeit einstellen. Es findet eine monatliche Zerstörung der Eizellen statt, eine Art programmierter Selbstmord. In dem Prozess können sich ganz im Sinne der Evolution nur die stärksten behaupten. Man kann sich das so vorstellen: Bei jedem Zyklus steht eine Gruppe von Eizellen in den Startlöchern. Sie füllen sich mit Flüssigkeit, die einen entwickeln sich schneller und die anderen langsamer. Die beste gewinnt – die anderen verhungern. Der Rest bleibt bis zum nächsten Zyklus und so fort, bis am Schluss nur mehr die ruhigsten, langsamsten, also die schlechtesten übrig sind. Wenn die Eizellen aus sind und der Tank leer, setzt eine hormonelle Umstellung ein und in weiterer Folge die Menopause.

Das Problem bei den älteren Eizellen ist nicht das Erbmaterial in der DNA, sondern die Ribonukleinsäure RNA – also das „Kraftwerk“, das die Zellteilungsmechanismen in Gang bringt (Mitochondrien). Die Eizelle muss sich teilen, damit Platz entsteht für das genetische Pendant des Partners. Die 46 Chromosomenpaare der Frau „halbieren“ sich, indem die Mitochondrien sie auseinanderziehen: Dabei halbiert sich die DNA der Frau, damit Platz frei wird für den männlichen Anteil. Der überschüssige Rest wird in den sogenannten Polkörper an der Außenwand der Eizelle verpackt und später abgestoßen. Dieses Kraftwerk altert so wie die Haut. Je älter die Frau bei der Schwangerschaft ist, desto heikler ist es, weil die Mitochondrien die Zellteilung immer schlechter vollziehen – mal bleibt eine Chromosomenhälfte kleben, mal wird eine zu viel mitgerissen. Frauen über 40 haben aus diesem Grund eine schlechtere Befruchtungsrate und ein erhöhtes Risiko von Fehlgeburten und genetischen Schäden am Embryo als jüngere. Bei über 40-Jährigen liegt die Rate der Fehlgeburten bereits bei 30 Prozent, bei unter 35-Jähigen nur bei 10 bis 15 Prozent. Etwa fünf Jahre vor dem Eintritt des Wechsels ist der Eizellvorrat zu Ende. Das durchschnittliche Alter für den Eintritt der Menopause ist 51,5 Jahre.

Männer können in der Regel bis zum Alter von 50 oder 60 Jahren unbeeinträchtigt Kinder zeugen. Doch auch ihr Samenbefund wird mit dem Alter schlechter. Im Unterschied zu den Eizellen verlieren die Spermien weniger stark an Quantität als an Qualität. Mit zunehmendem Alter werden sie weniger beweglich, weniger vital, weniger zielstrebig und weniger wohlgeformt. Sportlich ausgedrückt könnte man sagen, dass jüngere Spermien sich wie winzige, gut trainierte junge Marathonläufer verhalten, die im weiblichen Körper bis zu 48 Stunden überleben und auf den Sprung des Eis sogar warten können. Ältere Spermien sind dagegen langsamer, bis sie schließlich am Stock humpeln oder vielleicht gar nicht mehr laufen können, geschweige denn lange herumwarten. Der von Menschen mit einem späten Kinderwunsch gerne herbeizitierte Charlie Chaplin, der noch mit 80 Jahren sein jüngstes Kind zeugte, ist nämlich in etwa so ungewöhnlich, wie wenn eine 44-jährige Frau spontan schwanger wird.

Statistiker sehen einen Anstieg sowohl des Durchschnittsalters bei der Schwangerschaft als auch beim Alter der Erstgebärenden. Erstgebärende sind heute 27,7 Jahre alt im Unterschied zu 24,6 im Jahr 1988. Insgesamt ist das Durchschnittsalter der Frauen bei der Schwangerschaft von 26,6 (1988) auf 29,6 (2005) gestiegen und das Durchschnittsalter der Männer von 32,4 (1998) auf 33,9 (2005). Heute sind fast 20 Prozent der Schwangeren in Österreich über 35 Jahre alt.

Gynäkologen sehen zwei Verschiebungen bei ihren Patientinnen: Früher haben sich weniger Frauen getraut, mit über 35 Jahren das erste Kind zu bekommen. Heute geht die Tendenz weg von 20 in Richtung 30 plus, und dann noch einmal in Richtung um die 40. Die zweite Gruppe geht ihrem Beruf nach und das Kinderthema wird erst später aktuell. Generell hat auch die Selbstverständlichkeit abgenommen, was die Bereitschaft zu mehreren Kindern betrifft, berichten die Ärzte aus der Praxis.

Vor dem Hintergrund des Konflikts zwischen Beruf und Familie, der im vorigen Kapitel Thema war, mag es kaum verwundern, dass viele Menschen mit spätem Kinderwunsch auf medizinische Wunder hoffen. Im selben Maß, in dem die Erfolge der vergleichsweise jungen Medizin der Invitro-Fertilisation medial breitgetreten werden – teilweise von den Medizinern selbst, die mit ihren Leistungen im Rampenlicht stehen wollen –, nimmt das Vertrauen und die Hoffnung in die Medizin zu. Präsentieren so manche Ärzte sich stolz als „Babymacher“, indem sie ihre (einzige) 44-jährige Schwangere ins Rampenlicht stellen, wägen sich analog immer mehr Menschen mit spätem Kinderwunsch, die fürchten, die Familiengründung zu verpassen, in der Hoffnung: Wenn ich mein Leben nicht „jetzt“ in Richtung Kind führen kann, dann gibt es später immer noch den Arzt.

Waren es zur Jahrtausendwende pro Jahr nur wenige

Hundert, beauftragten 2006 schon rund 6000 österreichische Paare eines der Institute für Reproduktionsmedizin damit, dem Kinderglück das entscheidende Stück nachzuhelfen.

Dauer der fruchtbaren Phase

Reproduktionsmediziner können Schwangerschaften möglich machen, wo auf natürlichem Weg nur geringe Chancen bestehen. Aber rein evolutionstechnisch gesehen ist die Menschheit heute genauso lange – oder so kurz – fruchtbar wie seit Urzeiten. Der Eintritt der Menopause bei der Frau hat sich trotz aller gesellschaftlichen Umwälzungen bisher um keinen Deut nach hinten verschoben. In der Tat: Der weibliche Wechsel ist ein Rätsel der Evolution. Der Mensch ist das einzige Säugetier, das in der Lage ist, seine Menopause um viele Jahre zu überleben. Bei keinem Menschenaffen endet die Fruchtbarkeit so früh wie bei der Menschenfrau in der Mitte ihres Lebens. Wozu? Warum geht es uns nicht wie den Schimpansenweibchen, die nur etwa 50 Jahre alt werden, sich aber bis etwa Mitte 40 reproduzieren können? Noch dazu verbringt der Mensch in seiner relativ kurzen Phase der Fruchtbarkeit vergleichsweise viel Zeit mit dem Großziehen seines Nachwuchses.

Da die Evolution dem Menschen ein großes Gehirn bedingt hat, müssen Menschenfrauen ihre Kinder schon früh ausstoßen. Denn die Beckenform der Frau muss sowohl den aufrechten Gang als auch die Geburt ermöglichen, der Kopfgröße des Babys sind somit Grenzen gesetzt. Kaum ein Lebewesen kommt so unfertig zur Welt wie der Mensch und braucht so lange, um groß zu werden. Weil es lange dauert, um ein Kind großzuziehen, benötigt es auch Sippen. Wenn die Mutter innerhalb der ersten sechs Monate stirbt, also in einer Zeit, wo das Baby noch komplett abhängig ist von ihr, stirbt oft auch das Baby: Stirbt die Mutter dagegen nach den ersten sechs Monaten, ist das Baby vom Tod der Mutter relativ unbetroffen, wenn es Sippen gibt, die es großziehen können. Die größte Helferin ist die Mutter der Mutter, weil sie ein genetisches Interesse an ihrem Enkelkind hat.

Nach der Stillzeit von bis zu zwei Jahren kann die Menschenmutter praktisch sofort wieder schwanger werden. Das kann kein Menschenaffe, denn die Affenmütter stillen viel länger. Menschenfrauen reproduzieren sich also öfter in einer kürzeren Zeitspanne als Affenweibchen. Weil es aber nicht nur drei oder vier oder fünf, sondern 20 Jahre dauert, bis ihr Nachwuchs erwachsen ist, müssen die Großmütter helfen, und wenn sie selbst keine Kinder mehr haben, können sie besser helfen, so der Evolutionsgedanke. Ganz abgesehen davon ist eine menschliche Geburt zu gefährlich für alte Knochen: Daher hat die Natur beschlossen, dass es ab einem gewissen Alter nicht mehr lohnt, dieses Risiko einzugehen. Mit 50, wenn der Körper nicht mehr so flexibel ist und Bänder und Becken nicht mehr so dehnbar sind wie in jungen Jahren, ist es evolutionswissenschaftlich gesehen besser, wenn die Frauen in ihre Enkelkinder re-investieren, sagen Evolutionsforscher. Ältere Frauen haben eine wichtige Funktion in der Gesellschaft, weil sie ihr Wissen und ihre Erfahrung weitergeben können – alte Affenweibchen haben dagegen eine geringe soziale Stellung.

Ob die Evolution je auf den Geburtenrückgang der letzten 30 bis 40 Jahre eingehen wird, wird sich erst in ferner Zukunft zeigen, denn die Evolution rechnet in Jahrmillionen. „Es stellt sich auch die Frage, was die Evolution für

‚Survival of the Fittest' halten würde", sagt Markus Hengstschläger, Leiter der Abteilung für Medizinische Genetik der Universitätsklinik für Frauenheilkunde in Wien. Noch vor 100 Jahren lebten die Menschen wegen schlechterer Ernährung und mangels medizinischer Versorgung im Durchschnitt um 15 Jahre kürzer. Die Eltern bekamen ihre Kinder zwar in jüngeren Jahren, aber die Kinder hatten ihre Eltern weniger lang, weil sie früher starben. Heute hingegen bekommen Paare ihre Kinder zwar später, sind aber aufgrund des höheren Lebensalters länger für ihre Kinder da. „Zudem sind die Eltern älter, gesettelt, haben materiell etwas zu bieten und können ihren Kindern mehr ermöglichen, als wenn sie jünger wären. Sie haben mehr Erfahrung weiterzugeben und daher sind die Kinder klüger und weltgewandter. Wer sagt, dass junge Eltern das evolutionär fitteste sind?", so Hengstschlägers Überlegung.

Rein genetisch sei die Fähigkeit, Kinder spät zu bekommen, aber nicht vererbbar, betont der Genetiker: „Die Tatsache, dass es heute mehr ältere Mütter gibt, ist ein gesellschaftliches Ereignis, das darauf beruht, dass Mutterschaft einen anderen Stellenwert hat als früher. Aber die Tatsache, dass die Mutter noch mit 44 Jahren ein Kind bekommen hat, bedeutet nicht, dass die Tochter automatisch ebenfalls diese Fähigkeit hat – das kann sein, aber es muss nicht sein." Die Frage, wie lange eine Frau Kinder bekommen kann – also wie lange sie gesunde, wohlgeformte Eizellen zur Reifung bringen kann –, stecke nämlich nur zu zehn Prozent in den Genen und sei zu 90 Prozent von Umwelt und Lebensführung abhängig.

Verlängerung der fruchtbaren Phase

Je länger Frauen gesund sind, desto besser können sie ihre Eizellen versorgen, sagen Anti-Aging-Forscher. Sie können sich vorstellen, dass man bei einem gesunden Lebenswandel die biologische Uhr um zwei bis drei Jahre verlangsamen könnte. Ihnen zufolge ist es in gewisser Hinsicht sogar wünschenswert, den Wechsel hinauszuzögern oder gar zu umgehen, weil mit Menopausen-bedingten hormonellen Veränderungen im weiblichen Körper das Krebsrisiko steige. Reproduktionsmediziner vertreten eine ähnliche Sicht, verweisen aber darauf, dass die Auswirkungen von Hormonersatztherapien nach wie vor ein neues Gebiet der Forschung seien. Wie auch immer: Ein zunehmend besserer Lebenswandel könnte zur Folge haben, dass Frauen länger Kinder gebären könnten. So könne eine 35-jährige Frau den physiologischen Haushalt einer 28-Jährigen haben oder aber jenen einer 42-Jährigen, je nachdem, wie bewusst sie ihr Leben führt.

Interessanterweise wird die Theorie, Fruchtbarkeit mit dem richtigen Essen verbessern zu können, auch von anderer Seite untermauert. So zeigt eine Studie spanischer Wissenschaftler vom Department of Reproductive Biology and Medicine in Alicante, dass die Samenqualität durch den entsprechenden Diätplan verbessert werden kann. Fleisch- und Milchprodukte wirken sich negativ auf die Samenqualität aus, hingegen können bestimmte Früchte und Gemüsearten die Samenqualität erhalten und sogar verbessern. Eine Studie der Epidemiologin Shanna Helen Swan belegt außerdem, dass ein hoher Rindfleisch-Konsum durch Schwangere die Entwicklung der Hoden des Fötus beeinträchtigen könnte – möglicherweise aufgrund der Steroide im Rindfleisch. Verglichen wurden Frauen in den USA, die während der Schwangerschaft sieben Mal pro Woche Rindfleisch gegessen hatten, mit solchen, die sich nur ein oder zwei Mal eine Rindfleisch-Mahlzeit gönnten. Die Spermiendichte in der Samenflüssigkeit der Söhne war bei den Rindfleisch-Fans um ein Drittel geringer als bei jenen, die sich zurückhielten.

Bemerkenswert ist die Tatsache, dass Mädchen in westlichen Ländern heute früher in die Pubertät und Frauen später in den Wechsel kommen – aber nicht aus genetischen Gründen, sondern weil die Ernährung um einige Eckhäuser besser und reichhaltiger ist als noch in den 50er-Jahren. Der Unterschied ist beachtlich: Er macht etwa fünf Jahre aus. In Zeiten längerer Kriege oder in Gebieten mit Hungersnöten ist die Entwicklung gegenläufig. Förderlich für die Fruchtbarkeit ist ein Diätplan mit einem ausgewogenen Grundbestand von Fett, Eiweiß und Cholesterin. Etwa benötigt der Körper Cholesterin für die Produktion des Schwangerschaftshormons Progesteron und er benötigt Fett, weil die Schwangerschaft beziehungsweise das Kind die Fett-Reserve braucht. Die Fruchtbarkeit lässt sich also in gewissem Sinne individuell um ein, zwei Jahre verlängern, wenn man äußerst diszipliniert lebt.

Verkürzung der fruchtbaren Phase

Auf der anderen Seite des Spektrums kann die fruchtbare Phase durch schädigende Umwelteinflüsse verkürzt ausfallen. Umwelteinflüsse wirken sich anscheinend besonders stark bei Männern aus – zumindest wenn man die medizinischen Fachstudien liest. Im Jahr 2007 waren von 6000 IVF-Fällen im Fonds der Krankenkasse (die ausschließlich bei Indikationen von Sterilität für die Behandlung aufkommt) 4000 auf männliche Indikationen zurückzuführen. Ob diese Zahl angestiegen ist im Vergleich zu vor 20 Jahren, ist nicht zu eruieren, da die Behandlungsmethoden (ICSI) für Männer erst seit Mitte der 90er-Jahre durchgeführt werden und die Paare früher generell jünger waren. Parallel dazu wurden aber auch die Normwerte für männliche Fruchtbarkeit von der Weltgesundheitsorganisation sukzessive heruntergesetzt – von 50 Millionen Spermien pro Milliliter Ejakulat in den 50er-Jahren auf heute 20 Millionen.

Die Spermienqualität sinkt zunehmend früher und die Zahl der 40-Jährigen mit der Spermienqualität von 60-Jährigen ist im Steigen. Wissenschaftliche Studien geben Aufschluss darüber, dass besonders die männliche Fruchtbarkeit einerseits durch Umweltgifte und andererseits durch Mobiltelefone geschädigt wird. Das Rauchen hingegen schädigt sowohl die weibliche als auch die männliche Fruchtbarkeit, wobei hier der Überhang bei den Frauen zu sein scheint – was so viel heißt wie: Wenn schon Männer mit Kinderwunsch nicht rauchen sollten, dann Frauen schon gar nicht.

Umweltgifte

Etwa 10 bis 15 Prozent der Weltbevölkerung erfährt im Laufe des Lebens Unfruchtbarkeit. Die Ursachen schlummern nicht immer im eigenen Körper, sondern sie können im Laufe des Lebens von außen kommen und bis zur Unfruchtbarkeit akkumulieren. Umweltgifte und Umweltschäden beeinträchtigen die Fortpflanzungsorgane in zunehmendem Ausmaß. In ländlichen Gebieten haben etwa die Pestizide zu einer steigenden Zeugungsunfähigkeit bei Männern geführt, zeigt eine im *American Journal of Industrial Medicine* publizierte Studie. Auch sogenannte Reprotoxine und andere Industriegifte und Schwermetalle können die Entwicklung der männlichen Keimzellen stören. Messbar sind diese Gifte praktisch überall – von den Niederungen der Städte über die ländlichen Gebiete bis hin in die Höhen der Atmosphäre. Wissenschaftlich bewiesen ist die schädliche Wirkung von Weichmachern aus Kunststoffen. Auch das Umweltgift Dioxin, ein Abfallprodukt aus der Industrie, hat Östrogen-artige Auswirkungen auf die Fortpflanzungsorgane. Rückstände könnten nachhaltig die Fruchtbarkeit von Mann und Frau beeinträchtigen. Die Theorie, dass eine hohe Östrogen-Belastung in der Umwelt, die etwa durch die Nahrung aufgenommen wird, die Keimdrüsen männlicher Föten schädigt, gilt nach den Maßstäben der westlichen Medizin als unbewiesen mangels Vergleichszahlen. Stimmt sie, dann könnte die Ursache dafür, dass immer mehr Männer schon früh einen schlechten Samenbefund haben, an der gestiegenen Östrogen-Belastung liegen.

Diese unverschuldeten Umweltbelastungen sind, wenn sie eintreten, wesentlich großflächiger und daher viel mehr gefürchtet als selbst verschuldete. Die selbst verschuldeten Umweltbelastungen sind jedoch häufiger. Außerdem werden sie viel öfter bagatellisiert – etwa wenn starke Raucher erklären, dass das Rauchen nichts macht, solange man rechtzeitig aufhört. Stimmt nicht: Rauchen schädigt die Fruchtbarkeit ähnlich nachhaltig wie Dioxin. Doch da der Zigarettenkonsum ein Genussmittel ist, ist er im weitesten Sinn eine Frage der persönlichen Freiheit und die wenigsten Raucher und Raucherinnen sehnen sich danach, über den hohen Preis dieser Freiheit im Detail Bescheid zu wissen. So sind die substanziellen Auswirkungen des Rauchens auf die Reproduktionsfähigkeit zwar hinlänglich untersucht, aber wenig anerkannt.

Rauchen

25 bis 30 Prozent der Frauen und 25 Prozent der Männer im reproduktionsfähigen Alter rauchen. Die Auswirkungen auf die Zeugungsfähigkeit und die Fruchtbarkeit sind gleich durch mehrere Erkenntnisse der Wissenschaft belegt. Über den Daumen gepeilt gilt die Rechnung: Zehn Zigaretten täglich, genossen über einen Zeitraum von zehn Jahren, lassen den weiblichen Wechsel um ein Jahr früher eintreten. Bei Männern verringert Nikotin nicht nur die Qualität, sondern auch die Menge der Spermien.

Eine Meta-Studie der American Society for Reproductive Medicine evaluiert verschiedene Studien, die Zigarettenkonsum mit Fruchtbarkeitsschwierigkeiten bei Frauen in Verbindung bringen. Das Team hat insgesamt zwölf Studien verglichen, bei denen zwischen 1966 und 1997 die Daten von 10982 Raucherinnen und 19179 Nichtraucherinnen ausgewertet wurden. Je nach Art der Studie kommt heraus, dass Raucherinnen zwischen 1,4 und 2,2 Mal so lange brauchen, um schwanger zu werden, wie Nichtraucherinnen. Das heißt: Unfruchtbarkeit kommt unter Raucherinnen öfter vor als unter Nichtraucherinnen, und unter Raucherinnen ist die Fruchtbarkeitsrate niedriger.

Die Wissenschaftler bestätigen damit Daten aus einer früheren Studie, bei der die Zeit bis zur Empfängnis von 15000 Frauen beobachtet wurde. Zusätzlich zum Rauchen wurden Alter der Eltern, ethnische Herkunft, Bildung, Beschäftigungsstatus, Wohnsituation, Alkoholkonsum und der Body-Mass-Index vor Eintritt der Schwangerschaft berücksichtigt. Aktives Rauchen wurde mit einem Ausbleiben der Empfängnis in einem Zeitraum von sechs bis zwölf Monaten in Verbindung gebracht: Je mehr täglich konsumierte Zigaretten, desto länger der Zeitraum bis zur Empfängnis. Der Prozentsatz von Frauen, die innerhalb eines Jahres nicht schwanger wurden, war bei Raucherinnen um die Hälfte höher als bei Nichtraucherinnen. Der Effekt des Passivrauchens war nur marginal geringer.

Die Tatsache, dass bei Raucherinnen der Wechsel früher eintritt, erklären die Mediziner weniger mit den schädlichen Auswirkungen vom reinen Tabak an sich als mit den Chemikalien, mit denen die Tabakindustrie die Zigaretten versetzt: Diese beschleunigen den programmierten Zelltod der Eizellen. Schon junge Raucherinnen haben häufiger höhere Werte des Hormons FSH als Nichtraucherinnen. Höhere FSH-Werte kommen bei Frauen vor, die sich dem Wechsel nähern, und lassen auf eine zurückgehende Eierstock-Funktion schließen. Sie sind bei aktiven Raucherinnen um 66 Prozent und bei Passivraucherinnen um 39 Prozent häufiger als bei Nichtraucherinnen.

In den Studien konnte aber auch nachgewiesen werden, dass eine durchaus signifikante Anzahl von Raucherinnen ganz normale Werte hatte. Diese Gruppe wurde ebenso schnell schwanger wie ihre nichtrauchenden Altersgenossinnen und musste keine verfrühte Menopause erfahren. Was nahelegt, dass eine Kombination von Faktoren mitspielt – etwa könnte Rauchen zusammen mit verschlossenen Eileitern den Effekt verschlimmern. Nichtsdestotrotz belegen die Untersuchungen eine starke Verbindung zwischen Zigarettenkonsum und Unfruchtbarkeit, obwohl

– wie sämtliche Autoren wiederholt einräumen – weitere rigorose empirische Beweise ausstehen. Statistisch gesehen sei die Korrelation zwischen Unfruchtbarkeit und Zigarettenkonsum zwar nicht von der Hand zu weisen, jedoch schlagen die Zahlen nicht derart radikal aus, als dass man von beinharter Evidenz sprechen könne. Dafür aber zeugen alle untersuchten Studien vom selben Phänomen, denn sie alle zeigen, dass vor allem die Menge der konsumierten Zigaretten mit dem Grad der Fruchtbarkeit zusammenhängt. Das Rauchen konnte überdies mit kürzeren Zyklen in Verbindung gebracht werden, was ebenfalls die Fruchtbarkeit verringern kann.

Wenn einem Zusammenhang zwischen Rauchen und Unfruchtbarkeit zugestimmt werden könne und es zutreffe, dass 25 bis 30 Prozent der Frauen im reproduktionsfähigen Alter Raucherinnen sind, dann sei davon auszugehen, dass bis zu 13 Prozent der Fälle von Unfruchtbarkeit bei Frauen auf das Rauchen zurückzuführen seien, konstatieren die Studienautoren.

Des Weiteren zeigen die Daten, dass Rauchen das Erbmaterial beschädigen kann. Rauchen beeinflusst die DNA und die Chromosomen in den Stammzellen. Bei Raucherinnen passiert es, dass sie diploide Eizellen haben – das bedeutet, die Entwicklung zur Geschlechtszelle mit halbem Chromosomensatz erfolgt nicht korrekt. Neuesten Erkenntnissen zufolge kommt dieses Phänomen auch auffallend häufig bei den Spermien von Rauchern vor – wo auch sogenannte DNA-Brüche vermehrt festgestellt werden. Demnach könnte das Rauchen die Funktionen der meiotischen Achse der Chromosomen stören. Beim Rauchen während der Schwangerschaft wurde des Weiteren eine erhöhte Rate an Föten mit Entwicklungsstörungen festgestellt.

Drogen

Auch der Missbrauch unterschiedlicher Drogen kann Fruchtbarkeitsstörungen verursachen. Wissenschaftlern zufolge gibt es eine Verbindung zwischen Drogenabhängigkeit und einer verlangsamten Entwicklung der Sexualität bei Kindern einerseits und abnehmender sexueller Lust bei Erwachsenen andererseits. So befriedigt etwa die Heroinsucht bestimmte Bedürfnisse im Körper, fährt aber das sexuelle Begehren auf nahezu Null herunter – was die Fertilität zwangsläufig senkt.

Irische Wissenschaftler haben die Auswirkungen von Cannabis auf männliche Spermien untersucht. (Im Unterschied zu den meisten anderen wissenschaftlichen Studien erfolgte die Untersuchung an Spermien im Reagenzglas und nicht an Versuchspersonen. Als würde niemand Cannabis rauchen, könnte man sich denken, und schmunzeln. Die Gründe liegen aber auf der Hand und Konsumenten von Haschisch können die Resultate getrost für bare Münze nehmen.) Untersucht wurden die Samen von 78 Männern im Zuge der künstlichen Befruchtung. Sie wurden qualitativ nach Dichte pro Milliliter und Beweglichkeit unterteilt in 90 Prozent (das beste Potenzial zur Befruchtung) und 45 Prozent (weniger gut) und mit unterschiedlich hohen Dosen des im Cannabis enthaltenen, berauschenden Wirkstoffs THC bebrütet – therapeutisch (0,032 μM) und der Erholung dienend (0,32 und 4,8 μM). Bei beiden Qualitätsgruppen waren die Spermien weniger beweglich und weniger zielstrebig mit als ohne THC, je höher die Dosis. Soll heißen: Cannabis hat negative Auswirkungen auf die männliche Fruchtbarkeit, wenn regelmäßig in der Freizeit genossen.

Mobiltelefone

Zunehmender Einfluss wird den elektromagnetischen Wellen zugeschrieben, die von Mobiltelefonen ausgehen. Gleich mehrere medizinische Studien belegen, dass die Strahlung von GSM-Handys einen Rückgang in der Zahl der schnell beweglichen Spermien zugunsten langsam beweglicher Samenzellen bewirkt. Auch die Ärztekammer warnt in regelmäßigen Abständen dringlich vor Schäden durch zunehmende Strahlung durch Mobiltelefone. Sie empfiehlt Männern, diese keinesfalls in der Hosentasche zu tragen, da die Strahlen Spermien schädigen.

In einer neueren Studie der American Society for Reproductive Medicine wurde der Einfluss der für Mobiltelefone üblichen Frequenzen von zwischen 400 und 2000 Megahertz untersucht. Innerhalb eines Jahres wurden 361 Männer im Alter zwischen 31 und 37 Jahren untersucht, die sich einer Kinderwunsch-Behandlung unterzogen. Raucher, Tabakkauer, Alkoholiker, Männer mit Hoden-Schäden oder Krankheiten wie Tuberkulose, Diabetes Mellitus, Hypertension, Herz- oder Erbkrankheiten wurden von der Studie ausgeschlossen. Die Probanden wurden je nach Häufigkeit der Benutzung von Mobiltelefonen in vier Gruppen unterteilt: Gruppe A waren Männer, die kein Handy besitzen. Gruppe B telefonierte zwei Stunden täglich, Gruppe C zwei bis vier Stunden und Gruppe D über vier Stunden täglich. Neben der Zahl der Spermien wurden auch die Messgrößen Morphologie, Beweglichkeit und Schnelligkeit der Spermien beobachtet. Die Analyse der vier Gruppen zeigte eine klare Abnahme in der Anzahl, Beweglichkeit und Lebensdauer der Spermien sowie eine zunehmend veränderte Morphologie, je öfter Mobiltelefone benutzt wurden.

„Derzeit gibt es etwa 700 Millionen Benutzer von Mobiltelefonen weltweit, welche auf unterschiedlichen Frequenzen operieren. Analoge Telefone übertragen auf 450–900 MHz, GSM-Mobiltelefone auf 850–1900 MHz und die Telefone der dritten Generation, mit denen auch E-Mails verschickt oder im Internet gesurft werden kann, laufen auf 2000 MHz. Je höher die spezifische Menge dieser Wellen, die vom Körper aufgenommen wird, desto massiver und vor allem schneller läuft die Zerstörung der männlichen Samenzellen im Körper ab", schreiben die Studienautoren. Auffallend sei auch die Korrelation: Verschlechtert sich ein Parameter, zieht er die anderen mit. Wenn die Beweglichkeit abnimmt, verändert sich auch die Morphologie und nimmt die Lebensdauer der Spermien ab. Je größer die tägliche Dauer des Mobiltelefonierens, desto schlechter die Werte in allen Spermien-Beurteilungsfaktoren. Die Wissenschaftler haben außerdem entdeckt, dass die Auswirkungen der Mobiltelefonie auf die Spermienqualität nichts mit der ursprünglichen Spermienqualität der Probanden zu tun hatte.

Auswirkungen von anderen Quellen, wie Bluetooth, Wireless Lan, Computer oder Mobiltelefonen in der Stand-By-Position, wurden nicht berücksichtigt. Da jedes Handy-Modell Strahlung anders absorbiert, müsste in einer weiteren Studie auch dieser Faktor berücksichtigt werden, schreiben die Studienautoren. Sie weisen zudem darauf hin, dass noch weitere Untersuchungen nötig wären, um die Mechanismen der Spermienzerstörung durch elektrische Wellen vollständig verstehen zu können.

Während es unzählige Arbeiten über schädigende Effekte von Mobiltelefonen beim Mann gibt, ist den Autoren keine über ähnliche Effekte bei der Frau bekannt – was entweder davon zeugt, dass die empirische Forschung bei diesen neuen Technologien erst am Anfang ist oder dass bisher niemand ein Interesse daran hatte.

Fettleibigkeit

Übergewicht führt grundsätzlich zu einer Verschiebung im Körperhaushalt. Die Hauptfolgen sind Hormonstörungen, hoher Blutdruck und Diabetes (der im weitesten Sinn auch eine Hormonstörung ist). Sowohl bei Männern als auch bei Frauen beeinträchtigen diese Störungen die Fruchtbarkeit. Bei Männern sind in erster Linie die mit Diabetes und Bluthockdruck assoziierten Durchblutungsstörungen Ursache einer reduzierten Spermienproduktion im Hoden, wie australische Forscher beobachtet haben. Demnach haben fettleibige Männer eine reduzierte Hodenfunktion, wobei nicht zusätzlich etabliert wurde, ob die reduzierte Hodenfunktion Fettleibigkeit zur Folge hat oder umgekehrt. Als Zweiteffekt wirken sich, etwa bei Bluthockdruck, Medikamente negativ auf die Zeugungsfähigkeit, die Potenz und die Samenproduktion aus. Männer, die sich ungesund ernähren (sprich: fett- und kohlehydratreich), neigen auch eher zu Prostatavergrößerung und Krebs.

Bei Frauen wirkt der gestörte Insulin-Haushalt bei Übergewicht im Sinne des sogenannten PCO-Syndroms (Polyzystisches Ovarsyndrom), das eigentlich ein polyfollikuläres Syndrom ist. Das heißt, dass statt bloß einem Eibläschen pro Zyklus ständig viele Eibläschen gebildet werden, die aber allesamt zu unreif für den Eisprung sind. Neben der gestörten Insulin-Sensitivität liegt die Ursache des PCO-Syndroms vor allem in der Nebenniere, die bei übergewichtigen Frauen stark ausgebildet sein muss, um die Körperfunktionen aufrecht zu erhalten. Auf der anderen Seite produziert die Nebenniere bei Übergewicht auch Hormone, die jene im Eierstock negativ beeinflussen – vor allem männliche Hormone wie Testosteron.

Einer Studie der Universität Adelaide zufolge trägt Fettleibigkeit zudem zu unregelmäßigen Zyklen und einer schlechteren Erfolgsrate bei der künstlichen Befruchtung bei. Fettleibige Frauen haben demnach zudem eine höhere Rate von Fehlgeburten und mehr perinatale Komplikationen. Bei Gewichtsverlust, besonders um den Bauch herum, stellt sich die normale Fruchtbarkeitsrate aber wieder ein. Den Autoren zufolge ist ein gemäßigter Lebensstil das A und O, da er im Zusammenhang mit Übergewicht die Fruchtbarkeit wieder verbessern kann.

Untergewicht

Auch das Untergewicht kann ein Unfruchtbarkeitsfaktor sein, und zwar nach dem archaischen Prinzip, dass sich auch Tiere in Hungerszeiten und bei zu wenigen Fettreserven nicht fortpflanzen. Im Prinzip erfolgt die Steuerung der menschlichen und vor allem weiblichen Hormone durch selbstständige Bereiche im Gehirn, die bei Menschen nicht anders funktionieren als bei den meisten Tierarten. Diese Gehirnregionen arbeiten unbewusst und sind willentlich nicht beeinflussbar. Sie sorgen unter anderem für die Funktion der Verdauung, der Herzschlag-, Blutdruck- und eben auch der Eisprung-Stimulation. In Stresssituationen und bei Unterernährung hält der Körper wichtige Funktionen aufrecht, dreht aber die Fortpflanzung als einen der ersten Bereiche auf Sparflamme – denn wie soll sich die Gazelle fortpflanzen, wenn die Steppe dürr ist?

Ein seit Jahrzehnten falsches Schönheitsbild und der damit verbundene Schlankheitswahn haben zu dem Ideal der untergewichtigen Frau geführt. Viele Frauen und Männer haben gelernt, eben dieses sexy zu finden, und erkennen nicht, dass ein solches Schönheitsideal an der Grenze zwischen Gesundheit und Körperschädigung steht.

Ein gängiges Modell des Normalmaßes ist in der Medizin der sogenannte Body-Mass-Index. Er sollte bei Kinderwunsch zwischen minimal 20 und maximal 30 liegen. Die Formel, mit der er errechnet wird, ist aber kompliziert, sodass auch eine einfachere, ältere Berechnungsart, der sogenannte Broca-Index, seine guten Dienste tut: Von der Körpergröße wird ein Meter abgezogen. Das durchschnittliche Idealgewicht bei Frauen ergibt das, was übrig bleibt, plus/minus 15 Prozent und bei Männern plus/minus 10 Prozent.

Geschlechtskrankheiten

Auch gesellschaftliche Veränderungen können einen direkten körperlichen Einfluss auf die Fruchtbarkeitsrate haben. Der 1951 vom Chemiker Carl Djerassi patentierte Wirkstoff, der 1960 in den USA als Antibabypille auf den Markt kam, griff dem Wunsch nach freier Sexualität unter die Arme. Bevor die Pille erfunden war, konnten Frauen den möglichen Konsequenzen von unverhütetem Geschlechtsverkehr höchstens mit einer illegalen Abtreibung entgehen. Die Pille befreite die weibliche Sexualität von diesem Damoklesschwert. Im Schlepptau einer allgemeinen politischen Liberalisierung in den westlichen Ländern, die mit den Traditionen der Vorgenerationen brach, fand die sexuelle Liberalisierung statt. Die Folge von häufig wechselnden Partnerschaften ist aber auch ein Anstieg sexuell übertragbarer Krankheiten, die bei Frauen mehr Eileiterschäden verursachen und schlechtere Spermiogramme bei

Männern. Als Konsequenz der Liberalisierung der Sexualität hat sich also die Sterilitätsrate erhöht.

Die Auswirkungen der in der Pille enthaltenen Hormone gelten dagegen als nicht relevant. Wer die Pille absetzt, ist sofort wieder fruchtbar. Allerdings existiert das Phänomen, dass Frauen, die die Pille nehmen, aus immunologischer Sicht unsensibel werden, wer der geeignete Partner ist. Das heißt, sie wählen mitunter immunologisch gesehen den falschen Mann. Über das Geruchsystem, das nach einem archaischen Modus die sogenannten Pheromone erschnüffelt – das sind hormonartige Geruchssubstanzen, die der sexuellen Anlockung dienen –, erkennen Frauen unbewusst, wer immunologisch zu ihnen passt, und Männer vice versa. Wenn die Frau aber die Pille nimmt, riecht der Mann ihre Pheromone nicht und sie riecht seine nicht. Beide verlieren diese Fähigkeit und finden sich unbewusst Partner, die ihnen immunologisch zu ähnlich sind (HLA-Sharing). Wenn bestimmte Abwehreigenschaften an den weißen Blutkörperchen zu ähnlich sind, erkennt der Körper der Frau das Schwangerschaftsprodukt nicht als biologisch fremdes Gewebe. Normalerweise stößt der Körper jedes Menschen Fremdgewebe ab. Doch im Fall einer Schwangerschaft bildet sich ein Schutzfaktor, der eben genau durch diese Erkennung des Fremdgewebes in der Gebärmutter entsteht. Ist das Schwangerschaftsprodukt aber immunologisch gesehen wegen des HLA-Sharings dem Körper der Mutter zu ähnlich, kommt es mangels der Ausbildung dieses notwendigen Schutzfaktors zu einer Abstoßung des Embryos. Das Gewebe wird als fremd, aber nicht als fremd genug empfunden – somit können Einnistungsstörungen und auch gehäufte Fehlgeburten bei solchen Paaren die Folge sein.

Wenn die Frau die Pille nimmt, kann es also dazu kommen, dass sie sich den falschen Partner aussucht – nur um dann feststellen zu müssen, dass sie mit ihm keine Kinder bekommen kann, wenn sie die Pille absetzt. Das Phänomen ist nicht allzu häufig, aber möglich. Heute gibt es medizinische Methoden, mithilfe derer HLA-Sharing aufgespürt werden kann. Die Medizin kann gegen das Phänomen vorgehen durch die Gabe kommerziell hergestellter Immunglobuline oder durch eine Impfung der Frau mit den weißen Blutkörperchen des Partners, die eine Sensibilisierung des weiblichen Körpers für sein Fremdgewebe hervorrufen soll.

Darüber, ob unter der Pille geschlossene Partnerschaften dauerhaft glücklich sind oder nicht, ist den Autoren keine Studie bekannt.

Medikamente

Die meisten Psychopharmaka greifen mehr oder weniger in die zentrale Hormonsteuerung ein, weil die Ausschüttung von Hormonen in den untergeordneten Gehirnzentren durch die gleichen Systeme gesteuert wird, die auch psychische Erkrankungen beeinflussen. Viele Antidepressiva erhöhen beispielsweise das Hormon Prolaktin, das den Eisprung stört. Auch simple Magenmedikamente mit dem Wirkstoff Metoclopramid führen zu solchen Prolaktin-Erhöhungen. Die meisten Mittel gegen Rheumatismus, sogenannte Antirheumatika, können den Eisprung stören und auch einen negativen Einfluss auf die Spermien ausüben. Auch das Blutverdünnungsmittel Marcoumar steht in einem solchen Verdacht.

Vielfliegen, Vielreisen, Jetlag und Nachtarbeit

Wenn man beobachtet, wie sehr ein dichter Rhythmus von Geschäftsreisen schlauchen kann, scheinen gewisse Auswirkungen von Vielfliegen und Vielreisen auf die Gesundheit naheliegend. Etwa können Flüge durch die Zeitzonen, die den zirkadianen (Tag-Nacht-)Rhythmus verändern, leichte Zyklusstörungen zur Folge haben. Denn die Hormone ändern sich nicht nur monatlich oder wöchentlich, sondern auch mit der Tageszeit. So stellt sich die Hypophyse – die Region des Gehirns, das Hormone freigibt – tags und nachts auf verschiedene Frequenzen und Amplituden ein. Anorektische Patientinnen etwa haben diese Impulse nicht, sondern sie haben eine immer gleiche hormonelle Ausschüttung und keine Regel.

Oftmalige Veränderungen im zirkadianen Rhythmus führen bei Frauen zu Zyklusverschiebungen und bei beiden Geschlechtern zu Hormonstörungen, da nahezu alle wichtigen Hormone vom Tag-Nacht-Rhythmus gesteuert werden. Verantwortlich für die Steuerung ist die sogenannte Epiphyse im Gehirn mit ihrem Hormon Melatonin. Vielflieger behandeln ihren Jetlag häufig mit der Einnahme von Melatonin, das auch als mildes Antidepressivum gilt und als Anti-Aging-Substanz.

Eine Untersuchung der Abteilung für Arbeitsmedizin der Medizinuniversität Wien hat sich dem Thema Jetlag und Nachtarbeit angenommen. In der globalen 24-Stunden-Arbeitswelt werken etwa in Deutschland heute 12 bis 15 Prozent der arbeitenden Bevölkerung nachts. Neben der Tatsache, dass Nachtarbeit das Unfallrisiko erhöht und die Gesundheit gefährdet – etwa in Form von Schlafstörungen, Problemen bei der Verdauung im Magen-Darm-Trakt, Depressionen, Herzerkrankungen und Übergewicht –, bringt das Arbeiten im Gegenrhythmus zur biologischen Uhr auch die sexuelle Aktivität und das Lustgefühl durcheinander und senkt somit die Fertilität. Rund 15 Prozent der gesunden Erwachsenen können sich nicht oder äußerst schwer an einen Rhythmus der Nachtarbeit gewöhnen. Sie tragen ein besonders hohes Gesundheitsrisiko, wenn sie es trotzdem regelmäßig tun. Für einen Nachtarbeiter dauert die Umstellung zurück auf einen normalen Tag-Nacht-Rhythmus zudem mehr als eine Woche. Zum Vergleich geht die Umstellung bei Jetlag, die nur zwei bis drei Tage dauert, relativ schnell. Vielflieger tragen also ein viel geringeres gesundheitliches Risiko als Schichtarbeiter.

Kapitel 4

Was einer Empfängnis innerlich im Wege stehen kann, ist vielgestalt

Unerfüllter Kinderwunsch steht oft in Wechselwirkung mit der Psyche

Wenn Fische im Aquarium nicht das richtige Wasser und nicht die richtige Flora haben, dann stoppen sie ihre Fortpflanzung als Erstes. Doch im Unterschied zum Tier hat der Mensch das Großhirn, das ihm ermöglicht, das, was er will, gezielt anzustreben, sich Widerständen entgegenzusetzen und anspruchsvolle Strategien zu entwickeln, selbst dann, wenn der Körper nicht mitzumachen scheint. Die Gründe dafür mögen verständlich sein. Doch Nachwuchs erzwingen zu wollen, kann den inneren Stress derart erhöhen, dass dieser das Zustandekommen einer Schwangerschaft sogar verhindern kann. Der Mensch plant Familie, baut sich vielleicht ein Haus mit Kinderzimmer, wartet – und trotzdem stellt sich der erwünschte Nachwuchs nicht ein. Auch Situationen, in denen Eltern, Bekannte oder Verwandte Druck machen, sind wenig hilfreich. Im Gegenzug gibt es Fälle von Paaren mit dem Befund „infertil", die ein Kind adoptieren, und dann unerwartet schwanger werden – also sozusagen aus dem Nichts ein eigenes Baby bekommen.

Ob eine Zeugung gelingt oder nicht gelingt, ist ein komplexer Vorgang, in dem die Psyche eine große Rolle spielt. Psychischer Stress kann Fälle von Unfruchtbarkeit zumindest mit-verursachen, ebenso wie Entspannung und Gelassenheit das Zustandekommen einer Schwangerschaft begünstigen können. Im Folgenden einige Beispiele für die psychischen Auswirkungen auf die Fruchtbarkeit:

Ein Paar kommt zum Reproduktionsmediziner, die Diagnose wird abgeklärt, die Behandlung zwei Mal durchgeführt, aber es klappt nicht: Die Eibläschen der Frau wollen nicht so recht wachsen. „Ich merkte, dass sie sich nicht wohlfühlte in ihrer Haut", berichtet Peter Kemeter, der zusammen mit dem Autor 1982 für die „Zeugung" des ersten österreichischen IVF-Babys verantwortlich war und Vizepräsident der Österreichischen Gesellschaft für Psychosomatik ist, über seine Patientin. Die Frau arbeitete am Fließband in einer Fabrik, ihr Mann war Handwerker und beide wohnten im Haus seiner Mutter. Sie klagte über ihre Arbeitsbedingungen, sagte jedoch, sie hätte Freude an ihrem schönen Zuhause. Allerdings mit der Einschränkung, dass es mit der Schwiegermutter gelegentlich schwierig sei. Diese habe in der Küche ständig das Sagen, die Frau meinte, sie fühle sich von der Schwiegermutter unterdrückt.

Kemeter riet dem Paar, eine Pause von der Behandlung einzulegen. Ein paar Monate später kam das Paar wieder, die Frau schien aufgekratzt und voller Elan. Bereits bei der Ultraschall-Untersuchung eröffnete sie: „Ich habe einen neuen Job. Und ich habe eine eigene Küche. Ich habe mit meinem Mann gesprochen und ihm gesagt, ich brauche eine eigene Küche, und er hat mir eine gebaut." Die Frau wurde in diesem Zyklus schwanger. Sie fühlte sich wieder wohl in ihrer Haut.

Eine Frau arbeitet in einer Firma, in der sie gemobbt

wird. Sie hat Angst, gekündigt zu werden. „Wenn ich schwanger würde und ein Kind bekäme, dann hätte ich Kündigungsschutz und bekäme Karenzgeld, anstatt in der Arbeitslosigkeit zu landen", denkt sie sich. Sie konzentriert sich voll und ganz darauf schwanger zu werden, zählt ihre Tage, hat Sex zur Eisprung-Zeit – aber nichts. Die Frau wird zunehmend nervöser und ihre Angst vor der Kündigung wächst. „Die Harmonie im Körper wird durch so eine Stresssituation gestört", erklärt Kemeter: „Vernünftiger wäre es wohl, insgesamt konsequent zu sein und zu kündigen, damit der Platz frei werden kann für ein mögliches Kind. Ein überhöhter Kinderwunsch, der irgendetwas anderes bezwecken will, klappt schwer", sagt der Spezialist für Psychosomatik. Wenn der Kinderwunsch an andere Bedürfnisse geknüpft ist, die mit dem Kinderwunsch an sich nichts zu tun haben, scheint es weniger wahrscheinlich, dass er in Erfüllung geht.

Der Professor berichtet des Weiteren von einem infertilen Patienten, dem er über Samenspenden zu zwei Kindern verholfen hat. Der Patient war in der Fabrik seines Vaters tätig gewesen. Der Vater, ein Patriarch, kritisierte seinen Sohn in regelmäßigen Abständen – wegen dessen Art zu arbeiten, dessen Art zu leben, und zudem könne er nicht einmal Kinder zeugen. Irgendwann starb der Vater und vererbte dem Sohn die Fabrik. Endlich sein eigener Chef, konnte der Mann schalten und walten, wie er es für richtig hielt – und zeugte spontan ein Kind mit seiner Frau auf natürlichem Weg. Er sagte, er fühle sich endlich frei.

Nicht nur ungelöste familiäre Beziehungen, sondern auch extreme äußere Umstände können die Erfüllung eines Kinderwunsches buchstäblich vereiteln. In den ehemaligen Ostblockstaaten sind bei körperlich Gesunden aber psychisch Bedrängten, von der Staatssicherheit Beobachteten Mutterglück und Vaterfreuden ausgeblieben. Nach der politischen Wende vom Unterdrückungsregime zur demokratischen Freiheit wurden Frauen und Männer aus dem Kreis der eben noch politisch Verfolgten hingegen plötzlich zu Eltern.

Eine Selbstverwirklichung der besonderen Art

Die Vermehrung ist eine archaische Grundfunktion des Körpers. Wenn er unter Stress gerät, stellt sie sich tot. Je genauer wir diese Funktion planen, je eifriger wir danach streben, je sehnsüchtiger unser Wunsch nach einem eigenen Kind, desto größer ist der innere Stress, dass es gelingen möge – und desto schwerer kann eine Schwangerschaft eintreten. Zielführender ist es – sofern die äußeren Umstände es zulassen –, einfach glücklich zu leben und sein Leben zu genießen. Wie es zahlreiche Paare bestätigen: Erst nachdem sie aufgegeben haben, sich fieberhaft um eine Schwangerschaft zu bemühen, und stattdessen ins Theater gegangen sind oder mit Freunden ins Kino oder einfach das Leben genossen haben, sei die Frau plötzlich schwanger geworden.

Doch nicht jeder kann das, da jeder anders auf seine Lebensumstände und seine Umwelt reagiert. „Viele Menschen, die keine Kinder bekommen können, sehnen sich nach einem Leben mit Kind und nach Familie. Die Ursehnsucht nach Familie wird zu einer Belastung, die umso schwerer wiegt, je länger sich kein Nachwuchs einstellt", erklärt die systemische Paar- und Familientherapeutin Gerlinde Wawra. Betroffene empfinden Wehmut gegenüber jenen, die einfach Kinder haben, weil das, was sie für selbstverständlich hielten, bei ihnen mit Schwierigkeiten verbunden ist.

Worin besteht diese Ursehnsucht, dieser innere Drang, Kinder großziehen zu wollen? Der englische Begriff „parental drive“ beschreibt ihn trefflich. Er steht sinngemäß übersetzt für den elterlichen Trieb, den Drang, sein Kind zu beschützen, den Elterninstinkt, die Elternliebe. Die Elternliebe sorgt dafür, dass Vater und Mutter nichts tun, ohne dabei nicht auch an ihr Kind zu denken. Sie gehen weniger Wagnisse ein und riskieren ihr Leben nicht durch Übermut, denn alleine die Vorstellung, auch nur irgendetwas zu tun, was ihren Kindern nicht zugute kommen oder ihnen schaden oder die Rechte der Kinder schmälern könnte, bringt Vater und Mutter immer wieder auf eine bestimmte Bahn. Es ist dann nicht so wichtig, ob ein Haus das schönste ist in der Gasse, sondern dass das Haus Sonne hat und ein schönes Kinderzimmer. Eltern arrangieren ihr Berufsleben nach ihren Kindern und verzichten auf Beförderungen ins Ausland, wenn die Familie nicht mitkommen kann.

Manche Eltern schlagen den vermeintlich leichteren Weg ein, indem sie versuchen, die Eltern-Kind-Beziehung in ein Freundschaftsverhältnis umzuwandeln. Aber es ist keine Freundschaft unter Gleichen, sondern viel mehr. Und die Einseitigkeit ist absolut akzeptiert und gewollt, denn die Pflicht geht immer von den Eltern auf das Kind. Eltern erwarten auch nichts von ihren Kindern. Kinder zu haben ist eine Selbstverwirklichung der besonderen Art, denn ihre Befriedigung besteht nicht im Selbstzweck, sondern darin, dass das Kind sich entfaltet, so wie es ist. Eine Frau, die ein Kind zur Welt bringt, überwindet eine Grenze in ihrem Leben, deren Natur sie vorher nicht kannte. Und so ist es nur verständlich, dass jene, die den inneren Drang verspüren, Eltern werden zu wollen, aber aus welchen Gründen auch immer nicht zum Zug kommen, einen Mangel empfinden so tief wie ein Loch im Herzen, eine innere Leere, die sie füllen möchten.

Warum klappt es nicht in so vielen Fällen, wo gar keine organische Indikation vorliegt? „Die Seele ist nicht im Körper, sondern der Körper ist in der Seele“, schreibt der parapsychologisch orientierte Philosoph und Biologe Rupert Sheldrake. In ihr – in der Seele, oder auch: im Inneren – sitzen alle Arten von Erlebnissen, Sorgen und Ambivalenzen, die einem möglichen Kind sozusagen den Platz stehlen können. Auch von den Begehrlichkeiten der anderen bleibt die Seele nicht unberührt, es entsteht ein innerer Druck, der die Harmonie im System stört.

Wie sehr wünschen sich die Eltern ein Enkelkind? Und wenn ich keine Kinder bekomme, endet dann mit mir alles? Haben die Freunde und Geschwister bereits Kinder? Wie gehen wir als Paar mit der Enttäuschung um, dass es Monat für Monat nicht klappt, wenn die Hoffnungen sich alle zwei Wochen aufbauen, um zwei Wochen danach wieder durch den Eintritt der Regel zerschmettert zu werden? Wie soll ich sonst meine Männlichkeit/meine volle Weiblichkeit unter Beweis stellen?

Wer nicht „kann“, fühlt sich zwischen Leistungsdruck und Minderwertigkeitsgefühlen gefangen. Auch die Partnerschaft an sich wird durch einen unerfüllten Kinderwunsch strapaziert. Ein Kind ist eine Lebensentscheidung und eine Bejahung der Verbindung mit dem Partner. Und das Ausbleiben eines Kindes kann sich beizeiten fast so anfühlen, als würde einem das Leben eine Absage an diese Bejahung erteilen.

Auch Ambivalenzen und Zweifel können dem Kinderwunsch durchaus entgegenstehen. Denn was ist, wenn neben dem Wunsch, Vater und Mutter zu werden, auch noch andere, entgegengesetzte Wünsche sich aufdrängen? Möchte ich meine Freiheit aufgeben? Meine Bedeutung im Job verlieren? Ist sie wirklich die richtige Frau für mich? Ist er wirklich der Mann meines Lebens? Werde ich es überhaupt schaffen, eine gute Mutter, ein guter Vater zu sein? Werden wir es als Paar schaffen, ein Kind großzuziehen? Sind wir einander wirklich so eng verbunden, dass wir diese Aufgabe gemeinsam meistern möchten und können?

„Bin ohne Kind nicht akzeptiert"

Peter Kemeter hat Auswertungen aus der Praxis unter dem Titel „Das psychosomatisch orientierte Gespräch im Rahmen der Sterilitätsbehandlung" im *Journal für Fertilität und Reproduktion* zusammengefasst. Ziel war, einen besseren Einblick in die psychosomatisch orientierte Beratung bei unerfülltem Kinderwunsch zu bekommen. Befragt wurden Männer und Frauen mit Indikationen von männlicher Infertilität oder Subfertilität und Frauen mit ungeklärten Hormonstörungen oder tubularer Sterilität. Bei einigen der Paare rieten die Studienautoren zu einem Gespräch, weil sie psychosomatische Barrieren als Gründe für die Erfolglosigkeiten vermuteten.

Zu den häufigsten Klagen der Befragten zählten:

- Familie, Freunde und Bekannte setzen unter Druck: „Bin ohne Kind nicht wirklich akzeptiert."
- Beruflich bedingtes Reisen, Umzüge, Hausbau: „Noch kein Nest für ein Kind."
- Leistungsorientierte Persönlichkeiten, geringe Kompromissfähigkeit, Hang zur Perfektion.

- Persönlicher Kampf gegen den Körper, mangelndes Vertrauen in den Körper.
- Sexualität als Mittel zum Zweck: „Arbeit im Dienste der Fruchtbarkeit."
- Ungleicher Kinderwunsch: Ein Partner ist ambivalenter als der andere (etwa weil er schon ein Kind hat) und macht nur halbherzig mit. Der andere Partner fühlt sich allein gelassen.
- Eigene konflikthafte Elternbeziehung wird aktiviert – etwa der frühe Verlust von Mutter oder Vater, selbst nicht erwünscht gewesen zu sein, unter Überfürsorge gelitten zu haben.
- Noch nicht von der Herkunftsfamilie abgelöst, noch kein eigenständiges, erwachsenes Leben begonnen.
- Dramatisch erlebte Fehl-, Früh- oder Totgeburten.
- Schwangerschaftsabbrüche (mit Schuldgefühlen).

„Durch Themen, die im Inneren Energie binden, können Blockaden im Körper entstehen. Eine Möglichkeit diese Blockaden zu lösen ist, sich mit diesen Themen auseinanderzusetzen", beschreibt Gerlinde Wawra.

Werden psychische Gründe, die gegen ein Kind sprechen, hartnäckig geleugnet, finden sie ihren Ausdruck in körperlichen Symptomen. „Bei Männern besteht beispielsweise ein Zusammenhang zwischen Spermaqualität und psychosozialem Stress: Beweglichkeit, Anzahl und Beschaffenheit der männlichen Samenzellen werden durch Stress negativ beeinflusst. McGrady (1984) und Agostini et al. (1979) stellten bei fertilen Männern nach traumatischen Ereignissen wie z. B. Todesfällen in der Familie, Verlust der Arbeit etc. ein reduziertes Ejakulatvolumen, eine verminderte Anzahl und Mobilität der Spermien fest. Bei der Frau können Eileiterverkrampfungen neurovegetativ verursacht sein. Eisprung und andere Zyklusfunktionen sind stressanfällig. Depressive Stimmungslagen und beeinträchtigte sexuelle Erlebnisfähigkeit können sowohl Ursache als auch Folge eines unerfüllten Kinderwunsches sein. Beides kann sich wechselseitig verstärken", schreibt Wawra in ihrem Beitrag *Psychosoziale Dynamik bei unerfülltem Kinderwunsch* in *Homöopathie in der Frauenheilkunde.*

Zu den typischen psychisch ausgelösten weiblichen Krankheiten zählt des Weiteren die Endometriose, die durch einen frühen Schock in der Pubertät entstehen kann und sich negativ auf die Furchtbarkeit auswirkt. Gynäkologen nennen zudem psychosomatische Unterleibsbeschwerden als Ausdruck von Partnerschaftsproblemen. Beim Mann kann das zu Potenzstörungen oder Lustlosigkeit ausgerechnet zum Zeitpunkt des Eisprungs führen und bei der Frau kann sich die Durchblutung in der Gebärmutter so verschlechtern, dass sich das befruchtete Ei nicht einnisten kann.

Doch auch schon bei kleineren Auslösern kann das System durcheinandergeraten. Etwa kann das täglich gehörte Geschrei von Kindern bei Kindergärtnerinnen die Produktion des Hormons Prolaktin anregen, was den Eisprung stört. Schädlich kann sich auch die Tatsache auswirken, dass Zeugungsunfähigkeit bei Männern landläufig mit Impotenz gleichgesetzt wird, was es nicht ist. Jedoch kann die Tatsache, dass andere von einem Mann glauben, er sei impotent, bei ihm dazu führen, dass er impotent wird.

„Organisch gesehen ist die Fruchtbarkeitsversorgung wie ein Wunder, denn schon bei den kleinsten Störungen funktioniert es nicht mehr. Etwa kann zu viel Prolaktin das Hormon FSH stören, wodurch es zu kleinen Zyklusveränderungen kommen kann, die die Frau zunächst nicht so ernst nimmt, die aber die Fruchtbarkeit mittelfristig erheblich beeinträchtigen können", sagt Peter Kemeter.

Das Wechselbad der Gefühle beginnt erst so richtig, wenn Paare den Gang zum Reproduktionsmediziner antreten. Die Diagnose „Infertilität" stößt vor den Kopf, trifft hart und ist schwer zu verwinden. Zumal der Entschluss, es trotzdem zu versuchen, einen weiteren Akt der Bejahung für den Partner erfordert – für den unfruchtbaren Teil der Verbindung wohl auch zu sich selbst. Wenn sich das Paar dazu entschließt, steht es zwischen der Vorfreude darauf, dass sein sehnlichster Wunsch vielleicht doch noch in Erfüllung gehen könnte, und der Angst vor einem weiteren Rückschlag. Zudem ist jede Behandlung eine punktgenaue Überprüfung der Körperfunktionen: Sind die Hormone in Ordnung, wachsen die Follikel, reicht der Samenbefund aus, tritt die Befruchtung ein, wie haben sich die befruchteten Eizellen entwickelt – funktioniert mein Körper? Gefolgt von zwei Wochen des bangen Wartens, ob sich die befruchteten Eizellen einnisten werden und der Schwangerschaftstest positiv sein wird. Männer sind oft unfähig darin, ihre Frauen zu unterstützen, die sich dem Eingriff unterziehen müssen. Und Frauen horchen unaufhörlich in sich hinein in der Hoffnung zu erspüren, ob sie schon schwanger sind oder nicht. Das Leben scheint stillzustehen.

Auf seine inneren Bedürfnisse einzugehen ist besonders während einer Kinderwunsch-Behandlung wichtig. „Sich mit der eigenen Lebensgeschichte auseinanderzusetzen hilft oft die im Kinderwunsch enthaltenen tieferen Sehnsüchte aufzuspüren und bewusst zu machen", betont Gerlinde Wawra. „Das können etwa Sehnsüchte sein nach Geborgenheit oder der Wunsch, es besser zu machen als die Eltern, aus dem Beruf auszusteigen, aus der Verantwortung den Eltern gegenüber als Tochter oder Sohn auszusteigen, durch ein Kind mehr Lebendigkeit und Zugehörigkeit in der Partnerschaft zu spüren, sich als Frau oder Mann zu fühlen, den Partnern aus früheren Beziehungen gleichgestellt zu sein."

„Sich diese Sehnsüchte bewusst zu machen und zuzulassen ist oft heilsam und klärend. Dynamiken können mithilfe bestimmter Interventionstechniken während einer Psychotherapie oder mit Systemaufstellungen sichtbar werden und machen unter anderem deutlich, welchen Platz man selbst in seinem Familiensystem einnimmt, und welchen Platz das erwartete Kind einnehmen würde", schreibt sie in *Psychosoziale Dynamik bei unerfülltem Kinderwunsch*. Soll ein Kind Themen aus der Herkunftsfamilie kompensieren? War ich selbst in meiner Familie willkommen? Suche ich in meiner gegenwärtigen Familie einen Ersatz für das, wovon ich in meiner Herkunftsfamilie zu wenig bekommen habe?

„Mögliche Antworten auf diese Fragen können seelische Spannungszustände, die die Hinwendung auf ein kommendes Leben verhindern, oft auflösen. Es kann darum gehen abzuschließen, was abzuschließen ist, und zu ergänzen, was noch fehlt, sodass die ganze Energie für das neue System zur Verfügung steht und ein Raum entsteht, in dem ein künftiges Kind einen guten Platz bekommen kann", erklärt Wawra. Oft sind wir mit zu vielen Themen beschäftigt, arbeiten an vielen Dingen gleichzeitig und leben in einer Unruhe der emotionalen Höhen und Tiefen. „Die Frage ist, was kann ich für mich tun, um während einer Kinderwunschbehandlung in eine gute seelische und körperliche Befindlichkeit zu kommen?"

„Wir Menschen sind gewöhnt, fast alles erreichen zu können, wenn wir uns genug anstrengen und Leistung zeigen. Es geht weniger darum sich anzustrengen, um ein Kind zu bekommen, als darum, den Kinderwunsch in das reale Leben zu integrieren, sich zurückzulehnen, auf die eigenen

Bedürfnisse zu schauen, die Paarbeziehung, den Alltag zu leben und aus der Wartezeit wieder Lebenszeit werden zu lassen."

„Interessanterweise wurden im letzten Jahr acht meiner 20 Yoga-Schülerinnen schwanger", berichtet die diplomierte Shiatsu-Praktikerin und Yoga-Lehrerin Veronika Winkler. Kann Zufall sein. Oder auch eine Form von psychischer Reinigung. Für Winkler ist Yoga „das Wegfokussieren von einer einzigen Problematik. Es ist eine Verbreiterung der Aufmerksamkeit". Dadurch entspannt sich der Körper und die Organe entspannen sich mit. Soll heißen: „Wenn ich meine Aufmerksamkeit fokussiere auf etwas, das ich mir dringend wünsche, so dringend, dass ich fast ausschließlich nur noch daran denke, weil sich mein Kopf das so vorstellt, entsteht eine Blockade, sobald diese Vorstellung energetisch zu dicht wird." Entspannung hingegen bedeute, die fixe, ja fixierte Idee loslassen zu können und die Aufmerksamkeit „weg von der Idee hinaus in ein breiteres Feld zu lenken, wo wieder die Möglichkeiten liegen. In dem Moment, in dem ich den Fokus lockere und mich öffne, gebe ich dem eigentlichen Leben wieder Energie. Das eigentliche Leben ist das Leben, das im Moment stattfindet. Wenn ich meine breitere Aufmerksamkeit diesem Leben gebe, dann kann die Energie wieder fließen und dann kann wieder Leben entstehen."

Platos Unsterblichkeit

Der antike griechische Philosoph Platon stellt fest, dass es nur zwei Möglichkeiten gibt, unsterblich zu werden: Die eine ist das Zeugen von Nachwuchs, die andere ist die geistige Idee und der daraus folgende Nachruhm. Der Autor Wolfgang Janke fasst die Thesen des antiken Philosophen in *Plato: Antike Theologien des Staunens* zusammen:

„Das Menschengeschlecht hat durch eine Art Naturgesetz an der Unsterblichkeit teil; auch jedes Individuum trägt das Verlangen nach Unsterblichkeit in sich, wie das Streben nach Ruhm beweist. Die Teilhabe des Menschengeschlechts an der Unsterblichkeit geschieht durch die Fortpflanzung der Individuen. ... Indem der wahrhaft Philosophierende in der Seele derer, die davon betreffbar sind, die Liebe zum Immerseienden, zum Unsterblichen erzeugt und entbindet, wird er vom Liebenden zum Geliebten, was uns Sterbliche so in Bann schlägt. ... Zeugung ist für den Sterblichen nicht eine triebhaft-animalische, sondern eine göttliche Sache. ... Sie ist das, was den Liebenden schicksalshaft überkommt und einnimmt und wie die geburtshelfende Göttin hilfreich ist, dass das Zeugen fruchtbar wird, dergestalt, dass der Sterbliche dadurch Unsterblichkeit gewinnt. ... Leibliche Fortpflanzung will Ewigkeit im Zeugen von Nachwuchs. ... Freilich, an diesem Verlangen nagt ein Ungenügen. Auf diesem Wege bringt es der Mensch nur zu einer endlichen Weise des Unsterblichseins. Der infinite Prozess einer artenerhaltenden Zeugung vermag nicht, göttliche Unsterblichkeit zu produzieren.

Die Ideen sind hingegen wahrhaft seiende, undingliche, bloß denkbare, reine Einheiten von Bestimmungen, Prinzipien oder Gegenstandsklassen. Als metaphysische Instanzen handelt es sich bei den Ideen um das ‚wahrhaft seiende Wesen', nämlich ‚das reine, immer seiende Unsterbliche und in sich stets Gleiche'."

Kapitel 5

Wie die Medizin heute helfen kann

State of the Art: Untersuchung und medizinische Behandlungsmethoden

Die technische Geburtsmedizin

Noch in den 70er-Jahren galten Frauen, die mit Ende 20 ihr erstes Kind bekamen, als „alte Erstgebärende“. Neben den musternden Blicken der Nachbarn mussten sie die Haltung der Mediziner erdulden, die davon ausgingen, dass „alte Erstgebärende“ mehr Aufmerksamkeit brauchten und mehr Schwangerschaftskomplikationen hätten als (noch) jüngere. Alles in allem kein ermutigendes Umfeld für Frauen, die tatsächlich den Wunsch hegten, ihre Kinder erst später zu bekommen. Gleichzeitig nahm Anfang der 70er-Jahre die technische Geburtsmedizin ihre Anfänge – was zu Beginn den Aufwand besonders bei Komplikationen zwar erhöhte, in weiterer Folge aber ermöglichte, etwaige Schwierigkeiten frühzeitig zu erkennen.

Die technische Schwangerschaftsüberwachung per Ultraschall, das Cardio-Tokogramm zur Überwachung der Wehen (*tokos:* griech. für Wehen) sowie die Entbindung im Intensiv-Kreißsaal mit Herzüberwachung für das Ungeborene haben dazu geführt, dass heute keine Rede mehr davon ist, dass Erstgebärende mit Ende 20 mehr Komplikationen hätten als jüngere. Und die Mediziner haben durch diese Entwicklung zunehmend gelernt, Probleme von ab 40-Jährigen leichter in den Griff zu bekommen, weil sie sie zunehmend früher erkennen und ihnen abhelfen können. Etwa treten bei reiferen Frauen Zuckerkrankheit, Bluthochdruck, Herz-, Nieren- und Lungenerkrankungen häufiger auf als bei jüngeren. Diese Krankheiten gehören zu den Hauptgründen, warum Schwangerschaften ab 40 medizinisch nach wie vor nicht ganz unbedenklich sind.

Der Begriff „alte Erstgebärende“ wird jedenfalls heute kaum mehr verwendet und auf jeden Fall nicht für 28-Jährige in einer Zeit, in der immer mehr Frauen ihre erste Schwangerschaft mit über 40 Jahren erleben und sogar 60-Jährige durch Eizellspenden Kinder bekommen. Der Wiener Geburtshelfer und Gynäkologe Alfred Rockenschaub brachte die gewandelte Haltung der Medizin in einem Interview mit der *Wiener Zeitung* anlässlich seines 80. Geburtstags im Jahr 2000 auf den Punkt: „Wenn ich natürlich einer Schwangeren sage: ‚Sie sind ein Risiko‘, dann ist sie auch schon ein Risiko. Etwas Dümmeres kann man gar nicht tun.“

Perinatalmedizin

Seit den 70er-Jahren hat die Perinatalmedizin Fortschritte gemacht. Vieles, was noch in den 70er-Jahren nicht möglich war, ist heute Routine. Etwa überleben heute 60 Prozent der Babys, die bereits ab der 24. Schwangerschaftswoche zur Welt kommen. Die Perinatalmedizin (Perinatologie) ist ein Bereich der geburtshilflichen Gynäkologie und befasst sich mit den Erkrankungen und Gefährdungen von Mutter und Kind in der Zeit zwischen der 28. Schwangerschaftswoche (Monat 7) und dem siebenten Tag nach der Geburt. Ursachen für Komplikationen in diesem Zeitraum reichen von Infektionen über Krankheiten des Atmungs- und Herz-Kreislauf-Systems bis hin zu Stoffwechselstörungen und Temperatur-Regulationsstörungen.

Zu den Komplikationen, die in dieser Periode auftreten können, zählt etwa die sogenannte Zervixinsuffizienz oder: die vorzeitige Öffnung des Gebärmutterhalses vor dem Geburtstermin. Die Zervixinsuffizienz kann eine Frühgeburt zur Folge haben, sie kann jedoch zunehmend besser aufgehalten werden – aber bei Weitem noch nicht immer.

Tritt dagegen eine sogenannte Plazentainsuffizienz ein, dann ist der Mutterkuchen (Plazenta) nicht imstande, das Kind ausreichend mit Blut und somit mit Nährstoffen zu versorgen, was bei älteren Schwangeren öfter der Fall ist als bei jüngeren. Um einer Verschlechterung des kindlichen Befindens bei Plazentainsuffizienz vorzubeugen, muss den betroffenen Schwangeren Bettruhe und körperliche Schonung verordnet werden. Bei Anzeichen für eine Verschlechterung des Zustandes des Kindes muss die Entbindung eingeleitet werden.

Ein Phänomen, das praktisch zu jeder Zeit in der Schwangerschaft auftreten kann, ist die Schwangerschaftsvergiftung (Gestose). Reifere Schwangere haben ein höheres Risiko, sowohl eine Schwangerschaftsvergiftung als auch eine Schwangerschaftsdiabetes zu erleiden. Diabetes haben die Mediziner mit Insulingaben weitgehend im Griff – Gestose ist dagegen wissenschaftlich noch nicht gelöst. „Wir verstehen die Eigentümlichkeiten der Schwangerschaftsvergiftung noch nicht zur Gänze“, sagt Peter Husslein, Vorstand der Universitätsfrauenklinik Wien und führender Spezialist für Geburtshilfe, in einem Bericht des Nachrichtenmagazins *profil* im April 2007. Flüssigkeit fließt von den Gefäßen ins Gewebe. Das Kind leidet unter einer Beschädigung des Mutterkuchens, die Mutter kann Leberzellverfall bekommen, schlimmstenfalls kann sogar das Kind absterben. Husslein zufolge gibt es derzeit noch keine kausale Therapie gegen die Schwangerschaftsvergiftung. Ärzte leiten daher die Frühgeburt ein – die vorzeitige Entbindung eines lebenden Neugeborenen vor Vollendung der 37. Schwangerschaftswoche unabhängig vom Geburtsgewicht. Von den Schwangeren unter 35 Jahren erleiden ein bis zwei Prozent Gestose, über 35 sind es drei bis vier Prozent. Frühgeburten, die (unter anderem) in diesem Zusammenhang eingeleitet werden müssen, sind funktionell unreif, also gefährdet durch Trinkschwäche, Atemstörungen, Unterkühlung, Gelbsucht und Infektionen – aber sie haben im Unterschied zu früher die Chance zu überleben.

Kindes- und Muttertod

Heute stirbt in den westlichen Industrieländern bei der Geburt nahezu keine Frau. Aber es ist ein Restrisiko vorhanden, und das ist nicht Null. Bei zwischen 70 000 und 80 000 Geburten im Jahr sterben sieben bis zehn Österreicherinnen im Zuge ihrer Schwangerschaft an inneren Blutungen, Infektionen oder Thrombosen. Bei reiferen Schwangeren ab 40 erhöhen die Auswirkungen von Zuckerkrankheit, Bluthochdruck, Herz-, Nieren- und Lungenerkrankungen das Risiko.

Eine Studie zur Behandlung von postpartalen Blutungen von Wilhelm Holzgraeve, Leiter der Universitätsklinik

Freiburg, die im Februar 2009 bei der 41. Fortbildungstagung in Obergurgl für Fachärzte der Gynäkologie und Geburtshelfer präsentiert wurde, fasst die Statistiken weltweit zusammen. Im Jahr 2000 starben weltweit 529 000 Mütter an den Folgen ihrer Schwangerschaft oder Geburt. Südlich der Sahara erliegt nach wie vor eine von 16 Schwangeren dem Muttertod im Vergleich zu einer von 2800 in den Industrieländern. Die höchsten Sterblichkeitsraten haben Asien und Afrika. Viel niedriger ist die Rate in Südamerika, und in Europa und in den USA liegt sie nahezu bei Null. Jedoch haben sich die Zahlen bei Muttertod und Neugeborenensterblichkeit trotz des medizinischen Fortschritts in den letzten 20 Jahren kaum verändert, wie die Weltbank in einer Studie aus dem Jahr 2003 festhält – ein Phänomen, das Holzgraeve dem Anstieg des mütterlichen Alters zuschreibt. Jede Minute, fasst er zusammen, sollen weltweit 110 Frauen Schwangerschaftskomplikationen erfahren, ließen 40 Frauen medizinisch bedenkliche Abtreibungen durchführen und sterbe eine Frau bei der Geburt.

Kaiserschnitt

Der Anstieg des mütterlichen Alters hat zu einer Zunahme der Anzahl von Kaiserschnitten geführt – ob aus Vorsicht oder aus Notwendigkeit. Der Kaiserschnitt galt bis in die 80er-Jahre als Notmaßnahme, etwa wenn das Baby zu lange im Mutterleib blieb. Die Perinatologie war stolz darauf, so wenig wie möglich operativ entbinden zu müssen. Als gute Geburtshilfe galt nicht, einen Kaiserschnitt vornehmen zu müssen, sondern in Fällen, in denen die Wehen nicht kommen wollten und die Kinder schon zu lange im

Mutterleib waren, die heute umstrittene Geburtseinleitung durchzuführen. Die Kliniken trachteten danach, ihre Kaiserschnittrate so niedrig wie möglich zu halten.

Heute ist die Schulmedizin der Ansicht, dass Risiken bei der Geburt durch einen Kaiserschnitt gemindert würden. Bei Komplikationen werden Babys frühzeitig mithilfe eines Schnittes in den Bauch – anstatt durch die Scheide – entbunden. Oberhalb des Knochens wird innerhalb der Schamgrenze zehn Zentimeter lang durch alle Schichten in den Bauchraum geschnitten. Die Gebärmutter wird geöffnet, das Kind herausgenommen. Die Operation dauert im Normalfall etwa eine halbe Stunde und kann mit Epiduralanästhesie (Kreuzstich, der nur die Schmerzfasern unter der Haut trifft, aber noch einen gewissen Tastsinn erlaubt und eine unbeeinträchtigte Motorik) oder, um das Schmerzempfinden unterhalb der Gürtellinie zu unterbinden, spinaler Anästhesie (wie vorübergehende Querschnittlähmung) oder in Vollnarkose durchgeführt werden. Natürlich geht man dabei so weit, dass durch den geplanten Kaiserschnitt (Wunschsectio) auch gewisse Geburtsrisiken ausgeschaltet werden.

Der Trend zum geplanten Kaiserschnitt kommt aus den USA, wo Eltern Geburtshelfer verklagten, weil ihre Kinder etwa zu langsam laufen lernten oder in der Schule nicht mitkamen. Die Kläger argumentierten, dass ihre Kinder bei der Geburt zu wenig Sauerstoff bekommen hätten, weil die Geburt zu lange gedauert hätte: Hätten die Mediziner einen Kaiserschnitt gemacht, wären die Kinder besser in der Schule.

Heute macht man in den meisten westlichen Industrieländern grundsätzlich einen Kaiserschnitt bei Beckenendlage – also wenn das Kind statt mit dem Kopf mit dem Hinterteil nach unten liegt –, da in diesem Fall ein gewisses

Risiko von Sauerstoff-Unterversorgung besteht. Auch bei Zwillingen wird heute öfter ein Kaiserschnitt gemacht als früher: Entband man früher zuerst den einen, dann den anderen Zwilling – was für den zweiten ebenfalls ein gewisses Risiko einer Sauerstoff-Unterversorgung barg –, kommen heute beide Zwillinge per Kaiserschnitt zum fast gleichen Zeitpunkt zur Welt.

Für Babys ist die Geburt durch die häufigere Anwendung von Kaiserschnitten allgemein sicherer geworden. Risikofreier wird damit auch die Entbindung der aufgrund von künstlicher Befruchtung häufiger auftretenden Mehrlingsschwangerschaften. Etwa kamen im Januar 2009 in Kalifornien erstmals Achtlinge per Kaiserschnitt unbeschadet durch.

Skeptiker sehen aber auch die andere Seite der Medaille. Die Übertechnisierung der Geburtshilfe bringe wenig bis nichts, betonte Geburtshelfer Rockenschaub. Ebenso wenig bringe eine hohe Rate an Kaiserschnitten, die an seiner Semmelweis-Klinik in den 70er-Jahren noch bei einem Prozent lag, sonst aber an Kliniken auch 15 bis 30 Prozent betragen kann. Eine Geburt sei keine Krankheit, sondern eine natürliche Sache, die ganz feinen Steuerungsmechanismen der Natur unterliege. Die übertechnisierte Entbindung im Intensiv-Kreißsaal sei bloß „bequemer", so der Mediziner: „Da hänge ich halt das CTG an (Anm.: Herzüberwachung für das Ungeborene), und wenn etwas ‚wackelt', mache ich ein ‚Loch' und hole das Kind heraus." Der Preis für die Mutter ist aber das Gefühl zu verlieren, ihr Kind selbst geboren zu haben.

Führende Spezialisten vertreten die Ansicht, dass besonders eine Frau zwischen 35 und 45 ihr letztes oder einziges Kind bewusst bekommt auch in dem Sinn, dass sie bewusst keine Risiken eingehen will. Sie empfehlen den geplanten Kaiserschnitt, um unter dem Verzicht auf das ursprüngliche Erlebnis der Geburt kein Risiko einzugehen. Die Wiener Gynäkologin Eva Thurner sieht es jedoch anders: „Der Kaiserschnitt kann notwendig sein. Der geplante, sogenannte Wunsch-Kaiserschnitt, den man schon Wochen vor der Geburt fix vorhat, ist hingegen getrieben von der Angst, dass etwas schiefgehen könnte. Das ist verständlich. Aber man muss immer bedenken, dass es etwas ganz anderes ist, wenn es einen medizinischen Grund für einen Kaiserschnitt gibt, der vielleicht auch vorhersehbar ist, als wenn der Kaiserschnitt als Geburtsmethode behandelt wird. Die Geburt ist eine enorme Stärkung des Selbstbewusstseins der Frau, es ist ein Potenzial, eine Potenz."

Pränataldiagnostik

Neben medizinischen Verbesserungen ermöglicht die Geburtsmedizin heute eine Art von Selektion, die werdende Eltern vor eine fast unmenschlich hart erscheinende Wahl stellen kann. Frauen über 35, die auf dem üblichen Weg schwanger wurden, wird eine sogenannte pränataldiagnostische Untersuchung „nahegelegt". Das Risiko, dass das Kind unter anderem ein Down-Syndrom (Trisomie 21) haben könnte, liegt ab diesem Alter bei 1:200 und ab 40 Jahren bei 1:100. Das ist zwar kein hohes Risiko, aber es ist höher als bei ganz jungen Schwangeren.

Früher stach man bei diesem Test in der 16. Schwangerschaftswoche in die Fruchthöhle ein, um dann aus dem Fruchtwasser kindliche Zellen zu gewinnen und zu untersuchen – was ein einprozentiges Fehlgeburtsrisiko barg. Heute wird mit einem Spezial-Ultraschall in der 11. bis 14. Woche ein Vor-Screening gemacht: Man misst die Höhe der Nackentransparenz (Nackenfaltentest), führt zwei Hormonbestimmungen durch und schaut sich das Nasenbein an, das bei Trisomie 21 üblicherweise nicht ausgebildet ist. Geburtsmediziner Husslein beantwortet die Frage, wie viele Frauen, die sich zu so einem Test bereiterklären, ihr Kind im dritten Schwangerschaftsmonat tatsächlich abtreiben, weil es voraussichtlich ein Down-Syndrom haben wird, so: „Es gibt ein starkes Stadt-Land-Gefälle, aber den Test machen in Summe etwa 30 Prozent. In der Regel gilt: Wer den Test macht, ist an sich bereit dazu." Was schwer vorstellbar ist, tritt täglich ein: Werdende Eltern sind vor die Wahl gestellt, entweder ein behindertes Kind zu bekommen oder gar keines. Dennoch gibt es auch hier Ausnahmen von der Regel: Einzelnen Berichten zufolge sind auch diese Testergebnisse nicht in Stein gemeißelt.

Hausgeburt

Die Geburt – der Abschluss der Schwangerschaft – tritt beim Menschen in der Regel 266 Tage nach der Befruchtung der Eizelle ein (beziehungsweise 280 Tage oder 40 Wochen ab dem ersten Tag der letzten Regel). Von dieser Berechnung ergibt sich noch ein Spielraum von minus vier, plus zwei Wochen für den Geburtstermin.

Vom Auftreten der ersten Wehen bis zum Ausstoßen des Neugeborenen vergehen bei Erstgebärenden etwa zwölf, bei Mehrgebärenden etwa acht Stunden. Entbindungen erfolgen heute fast ausschließlich in Kliniken. Hausgeburten werden in Österreich generell nur dann empfohlen, wenn von einer komplikationslosen Geburt auszugehen ist.

Aus dem Überhang der Geburtsmedizin schlug Mitte der 90er-Jahre das Pendel zurück in Richtung Ursprung und Tradition und es entstanden divergierende Diskussionen um Hausgeburten. In den Niederlanden etwa hat die Hausgeburt eine starke Tradition und wird viel öfter praktiziert als in deutschsprachigen Ländern. Ole Olsen, Statistiker an der Abteilung für Sozialmedizin der Universität Kopenhagen, verglich 1997 in einer Studie die Sicherheit von Hausgeburten mit jener von Krankenhausgeburten. Untersucht wurden Frauen mit niedrigem Risiko, wobei die Hausgeburten von Fachleuten mit einem modernen Krankenhaussystem im Hintergrund betreut wurden. Die Conclusio: Für Frauen mit niedrigem Risiko ist die Hausgeburt mit medizinisch-technischer Sicherheit im Hintergrund eine akzeptable Alternative zur Krankenhausgeburt und führt zu einer Verringerung der medizinischen Interventionen.

Der Wunsch, sein Baby zu Hause zu gebären, entspringt dem Bedürfnis nach Geborgenheit für Mutter und Kind während und nach der Geburt. In einer Ausgabe der *Österreichischen Hebammenzeitschrift* vom Mai 2005 werden manche Vorbehalte gegenüber „ganz normalen Spitalsgeburten" auf den Punkt gebracht. Das Magazin berichtet „von Frauen mit und ohne Wehen (wenn der Termin überschritten wird), die in fremden, steril gehaltenen Warte- und Untersuchungsräumen auf Arzt/Ärztin warten" oder „von Frauen, die am Krankenbett liegen, vom Rauschen, Pochen und Piepsen der Geräte umgeben. Denen heiß ist und die nichts mehr trinken dürfen, weil potenzielle Patientinnen nüchtern sein müssen". Frauen, die im Krankenhaus gebären, müssten auch nach der Geburt ihren persönlichen Rhythmus dem

Krankenhausablauf anpassen. Dem gegenüber stünden Erfahrungen ungestörter Intimität bei Hausgeburten mit „Faktoren, die entspannen und Sicherheit geben: der eigene Lebensraum, die vertraute Umgebung, die Gewissheit, dass nur diejenigen da sind, die man bei der Geburt auch dabeihaben will“, heißt es in den Erfahrungen.

Pionier der „sanften Geburt“ ist der französische Gynäkologe und Geburtshelfer Frédérick Leboyer. Leboyer stellte die Forderung auf, dass das Neugeborene liebevoll und ohne unnötigen Stress auf die Welt gebracht werden sollte. Aus der Geborgenheit des Mutterleibes sollte sich das Neugeborene langsam an die körperliche Veränderung gewöhnen dürfen. Hierzu gehören Maßnahmen wie das Neugeborene der Mutter auf den Bauch zu legen, damit es die Wärme spürt und die Herztöne der Mutter hört. So kann sich auch das Baby von den Strapazen der Geburt erholen. Die Nabelschnur wird zudem nicht unmittelbar nach der Geburt durchtrennt, was dem Kind die Umstellung auf die selbstständige Atmung leichter machen soll. Kind und Mutter wird unmittelbar nach der Geburt Zeit gegeben, sich erst einmal kennenzulernen. Erst danach wird das Neugeborene warm gebadet und dann zum ersten Mal an die Brust gelegt. Leboyer hat auch die im Ayurveda verwurzelte indische Babymassage (Kumara Abhyanga) in den Westen gebracht, die deswegen hier auch häufig Leboyer-Massage genannt wird.

Aus der Kombination dieser Erkenntnisse entstehen zunehmend mehr Kliniken, die die Vorteile der technischen Geburtshilfe mit den atmosphärischen Vorteilen von Hausgeburt und Hebammengeburtshilfe verbinden. Auf Entbindungsstationen ist das sogenannte Rooming-in nach der Geburt Praxis, bei dem die Mutter ihr Baby ganz oder zumindest für einen Teil des Tages bei sich hat. Das

Kind liegt in einem kleinen Extrabett neben ihr und sie kann es, wann immer sie will, berühren, mit ihm spielen, es streicheln, stillen, auf ihren Körper legen und einfach bei sich haben.

Unfruchtbarkeit

Was ist, wenn es gar nicht so weit kommt? Rein statistisch gesehen führt regelmäßiger Sex bei einem von sechs Paaren, das sind 15 Prozent der Paare oder weltweit rund 90 Millionen Menschen, innerhalb von zwölf Monaten zu keiner Schwangerschaft. In Österreich sind rund 30 000 Paare betroffen. Die Weltgesundheitsorganisation (WHO) definiert diesen Zustand als Krankheit, wenn über einen Zeitraum von zwei Jahren trotz ungeschütztem Geschlechtsverkehr keine Schwangerschaft eintritt. Welche Behandlung zur Anwendung kommt, hängt von der Ursache für die Unfruchtbarkeit ab.

Dem Lehrbuchwissen zufolge sind Männer und Frauen in etwa gleich häufig der „Grund“, warum es nicht klappt. Den Statistiken zufolge liegt die Ursache zu 40 Prozent beim Mann und zu 40 Prozent bei der Frau und in 20 Prozent der Fälle bei beiden Partnern. Allgemein gilt: Ein über 50-jähriger Mann kann leichter eine Frau Anfang 20 schwängern als eine Frau Anfang 40, und eine ab 40-jährige Frau kann leichter von einem bis zu 35 Jahre alten Mann schwanger werden als von einem älteren Partner.

Jüngste Ergebnisse der medizinischen Forschung deuten auf eine gewisse Fähigkeit junger Eizellen hin, altersbedingte genetische Defekte im Samen des Mannes auszugleichen. Wenn sich diese Erkenntnisse bestätigen lassen, dann bekäme die Tatsache, dass manche Männer noch in späten Jahren vergleichsweise junge Frauen heiraten, eine handfeste biologische Begründung. Die Professoren Antonio Pellicer und Juana Crespo von der Klinik IVI Valencia haben insgesamt 9000 Zyklen bei Frauen im Durchschnittsalter von 23 Jahren, die entweder ihre Eizellen spendeten oder sich mit eigenen Eizellen der künstlichen Befruchtung unterzogen, getestet und die Ergebnisse der Studie beim Solamer-Kongress der Société latine de Biologie et de médecine de la reproduction im März 2009 präsentiert. Die Wissenschaftler haben keinerlei Auswirkungen festgestellt, was den Einfluss des männlichen Alters auf die Schwangerschaftsraten betrifft. Aber sie haben entdeckt, dass junge Eizellen selbst defektes genetisches Material in älteren Spermien „reparieren" (wörtlich: „redirigieren", auch: „umprogrammieren") können, sodass die Spermien wieder normal befruchtungsfähig werden. Crespo zufolge gilt das sowohl für das Adenosinmonophosphat – die im Spermium enthaltene Energie liefernde Substanz, die die Zellteilung in Gang bringt – als auch für die DNA-Fragmentierung des Spermiums – der Zelltod, der bei nicht wohlgeformten Spermien schneller vorangeht als bei gesunden. Der Einfluss der Spermienqualität auf die Befruchtung könnte also weniger relevant sein als bisher angenommen und die Bedeutung der Eizellqualität schwerer wiegen.

Zu einem anderen Schluss kommt allerdings Bernard Cohen-Bacrie aus Paris, der seine Arbeiten beim selben Kongress präsentierte – allerdings nur anhand von 400 Fällen. Cohen-Bacrie ist sehr wohl der Ansicht, dass die DNA-Fragmentierung im Spermium schlechtere Ergebnisse bei den Schwangerschaftsraten beschert, und bekräftigt somit die allgemein etablierte Meinung. Beide Studien wurden im Jahr 2008 durchgeführt.

Unfruchtbarkeit beim Mann

Fernab vom Lehrbuchwissen liegen den Statistiken zufolge die Ursachen für einen unerfüllten Kinderwunsch heute überwiegend beim Mann. Im Jahr 2007 waren von 6000 IVF-Fällen im Fonds der Krankenkasse, die ausschließlich bei Indikationen von Sterilität für die Behandlung aufkommt, 4000 auf männliche Indikationen zurückzuführen. Ob diese Zahl angestiegen ist im Vergleich zu vor 20 Jahren ist schwer eruierbar, da die ICSI für Männer (siehe unten) erst seit Mitte der 90er-Jahre durchgeführt wird und zudem die Paare vor 20 Jahren jünger waren, was die Ausgangssituation verändert. Die WHO hat jedoch die Norm-Werte für die männliche Fruchtbarkeit in den vergangenen Jahren sukzessive heruntergesetzt. Bei der Spermiendichte wurde der untere Grenzwert noch in den 50er-Jahren mit 60 Millionen Spermien pro Milliliter angegeben. Der heutige Grenzwert ist 20 Millionen Spermien pro Milliliter. Gleiches gilt für andere Spermien-Parameter wie Beweglichkeit und Anzahl der Normalformen.

Die häufigste medizinische Ursache für Unfruchtbarkeit beim Mann ist die eingeschränkte Bildung normaler, gut beweglicher Samenzellen. Ein weiterer Grund kann sein, dass die Samenwege verlegt sind. Ähnlich wie wenn bei einer Frau mit verklebten Eileitern die Eizelle die Eileiter nicht passieren kann, können bei verlegten Samenwegen die Samen nicht nach außen gelangen. Ähnlich wie bei einer Unterbindung sind die Samenleiter unterbrochen – hier aber durch Entzündungen.

Weitere Gründe für männliche Sterilität sind:

- Hodenhochstand (Maldescensus testis) im frühen Kindesalter:

Beim neugeborenen Buben wandern innerhalb von wenigen Tagen bis Wochen die Hoden aus der Leiste in den Hodensack hinunter. Wenn dieser Prozess nicht stattfindet, ergibt sich der sogenannte Hodenhochstand. Die keimbildende Zellschicht im Hoden wird durch die Körperwärme geschädigt, sodass Betroffene später keine Kinder zeugen können. Dennoch haben die Männer eine Testosteron-Produktion sowie eine reduzierte Spermien-Produktion.

- Unterentwicklung der Hoden (Hodenhypoplasie):
  Dieses Phänomen wird zum Teil zu den Folgen des Hodenhochstands gezählt, der die Hauptursache ist. Seltener sind Durchblutungsstörungen oder Verdrehungen, durch die die Blutzufuhr gestört wird.
- Krampfadern am Hoden (Varikozele):
  Krampfadern sind relativ häufig bei Kinderwunsch-Patienten und einer der bekannten Gründe, warum ein Spermiogramm schlecht sein kann. Wenn sich auf dem Hoden eine Krampfader bildet, wirkt sie wie eine Heizspirale im Hoden – der an sich ein Kühlungssack sein sollte.
- Angeborene Fehlbildung des Hodens
- Hodenverletzungen:
  Etwa durch Fußballspielen, durch einen Tritt, Radfahren, Mountainbiken, Motorradfahren, Baseball, Rugby, Eishockey oder Unfälle.
- Hodeninfektionen:
  Diese sind die häufigste und gefährlichste Ursache für Unfruchtbarkeit. Sie können schon im Kindesalter entstehen, wenn kleine Buben Mumps bekommen (daher werden so gut wie alle Buben gegen Mumps geimpft). Infektionen gibt es auch im Nebenhoden (Nebenhodenentzündung: Epididymitis), in der Prostata und in den

Samenblasen. Ein infizierter Samen kann zudem eine immunologische Sterilität bei der Frau herbeiführen, die dann Antikörper bildet, entweder nur gegen die Spermien des Partners oder gegen alle Spermien. (Zehn bis 15 Prozent der Sterilitätsfälle haben diesen immunologischen Grund).

- Prostataentzündung (Prostatitis)
- Harnröhrenentzündung (Urethritis)
- Hormonstörungen:
  Etwa aufgrund von Schilddrüsen-, Hypophysen- oder Nebennierenerkrankungen.

Unfruchtbarkeit bei der Frau

Unfruchtbarkeit bei der Frau ist nicht weniger oder mehr kompliziert als beim Mann, aber da sich die Organe im Körper und nicht außerhalb des Körpers befinden, fallweise komplizierter zu diagnostizieren und zu behandeln.

Zu ihnen zählen:

- Hormonstörungen aufgrund von Schilddrüsen-, Hypophysen- oder Nebennierenerkrankungen:
  Durch diese Krankheiten werden bestimmte Hormone nicht oder in einem veränderten Ausmaß ausgeschüttet. So kann eine verschleierte Schilddrüsenunterfunktion, die meist nur versierte Spezialisten erkennen, zu Eisprung- und Einnistungsstörungen der befruchteten Eizelle oder zu Fehlgeburten führen oder gar eine Schwangerschaft verhindern.
  Die Ausschüttung der weiblichen Hormone ist zentral gesteuert. Sie geht von unbewussten Zentren im Ge-

hirn aus, die auch andere, autonome Körperfunktionen steuern, wie etwa die Verdauung. Grundsätzlich geht es bei der Hormonproduktion darum, die Eierstöcke zum Wachstum eines Eibläschens innerhalb der ersten Zyklushälfte anzuregen. Im Eibläschen reift die Eizelle heran, aber rund um die Eizelle befinden sich hormonproduzierende Zellen, die in ansteigendem Maße in erster Linie das weibliche Geschlechtshormon Östrogen herstellen. Der angestiegene Östrogen-Spiegel veranlasst die Gehirnzellen dazu, das Eisprung-auslösende Hormon LH auszuschütten, das die Eizelle zur Freisetzung bringt. Sie wird von den Eileitern aufgefangen und dort gegebenenfalls von der ankommenden Samenzelle „abgeholt" – und befruchtet. Die befruchtete Eizelle wandert in die Gebärmutter und nistet sich dort fünf Tage nach dem Eisprung ein. In der Zwischenzeit wandert das gesprungene Eibläschen in den Eierstock, immer noch unter dem Einfluss des Eisprung-Hormons LH (luteinisierendes Hormon: Gelbkörper-bildendes Hormon) in den sogenannten Gelbkörper. Dieser beginnt, weniger Östrogen und vermehrt Progesteron zu produzieren, welches für die Aufrechterhaltung der Gebärmutterschleimhaut in der zweiten Zyklushälfte – und gegebenenfalls für die Einnistung der befruchteten Eizelle – verantwortlich ist. Da der Gelbkörper maximal 14 Tage lang funktioniert, ist die zweite Zyklushälfte im Normalfall nicht länger. Wenn keine Schwangerschaft zustande kommt, sinkt der Hormongehalt von Progesteron und Östrogen. Die Schleimhaut in der Gebärmutter stirbt ab und wird mithilfe einer (Regel-)Blutung abgestoßen.
Im Fall einer Schwangerschaft übernehmen die zukünftigen Plazenta-Zellen die Funktion des Hormons LH mithilfe ihres Hormons Choriongonadotropin. Letzteres

ist das Schwangerschaftshormon, welches auch beim Schwangerschaftstest nachgewiesen wird und dem Eisprung-Hormon LH dermaßen ähnlich ist, dass es die Funktion des Gelbkörpers auf dem Eierstock und somit die Weiterproduktion von Progesteron und Östrogen für die Instandhaltung der Gebärmutterschleimhaut gewährleisten kann. Auf diese Art und Weise kommt es beim Schwangerschaftseintritt zum Ausbleiben der Regel.
Obwohl auch Männer Hormonstörungen aufweisen können – etwa solche der Schilddrüse oder als Folge von Fettleibigkeit –, gibt es keine Hormonstörungen beim Mann, die mit der komplizierten Steuerung des weiblichen Zyklus vergleichbar sind. Denn beim Mann läuft die Geschlechtszellen- und Samenproduktion ständig und nicht zyklisch. Statt dass einmal alle 28 Tage eine Geschlechtszelle heranreift, reifen ständig Tausende Zellen bei vergleichsweise konstanten Werten der Hormone FSH und LH, die die Hormonproduktion steuern, in Form von Testosteron. Das hat auch seine sozialen Folgen: Männer sind generell aggressiver, leben risikoreicher und sterben früher als Frauen.

- Hormonstörungen aufgrund von Stress:
  Stress kann (vorübergehende) hormonelle Funktionsstörungen der Eierstöcke verursachen. Damit sich die Menschen in Krisenzeiten nicht fortpflanzen müssen, sondern sich um das eigene Überleben kümmern können, stellt nämlich der Körper bei Stress die Fortpflanzung automatisch auf Sparflamme. Wichtige Körperfunktionen wie Blutdruck und Herzschlag erhält er dagegen aufrecht. In guten Zeiten und unter optimalen Bedingungen werden automatisch und regelmäßig Eizellen produziert – in schlechten Zeiten nicht automatisch.
  Auch Untergewicht ist eine solche Art von Stress. Zyklus-

störungen und das Ausbleiben der Regel sind die Folge von Stress bei Frauen. Bei Männern schränkt derselbe Mechanismus im Gegenzug die Spermienqualität ein. Ein erstes Symptom für das Phänomen ist mangelnde Libido. Frauen, die Zyklusstörungen auf den Grund gehen wollen, können fündig werden, wenn sie der Frage nachgehen, was sie zum Zeitpunkt einer Blutungsstörung alles erlebt haben und was alles los war, als das Hirn dem Eierstock befahl: keine Hormone produzieren, keine Eibläschen herstellen!

- Polyzystisches Ovarsyndrom (PCOS):
  Statt einem großen Eibläschen pro Monat bilden sich ständig viele kleine, die nie zur Reife kommen. Daher ist die Bezeichnung Polyzystisches Ovarsyndrom nicht ganz richtig, denn es handelt sich eigentlich um ein polyfollikuläres (zu viele Eibläschen) Syndrom. Geschätzte vier bis zwölf Prozent der Frauen im gebärfähigen Alter sind in Europa vom PCO-Syndrom betroffen. Es ist die häufigste hormonelle Störung bei Frauen dieser Altersgruppe, zudem die häufigste Ursache für Unfruchtbarkeit, wobei übergewichtige Frauen öfter betroffen zu sein scheinen. Obwohl die Erstbeschreibung dieses Krankheitsbildes bis in das Jahr 1721 zurückreicht, sind die Ursachen bis heute nicht geklärt. Die Mediziner gehen von einem Zusammenspiel von genetischen Faktoren und Umwelteinflüssen aus. Gesichert scheint, dass sich in der Entwicklung des PCOS mehrere endokrinologische Störungen in einem Teufelskreis verstärken. PCOS-Patientinnen weisen typischerweise eine Verschiebung des Verhältnisses von Luteinisierendem Hormon (LH) zu Follikel-stimulierendem Hormon (FSH) auf.
- Schädigungen der Eileiter (Eileiterentzündungen, Verklebungen der Eileiter):

Bei etwa jeder dritten Frau mit ungewollter Kinderlosigkeit sind die Eileiter undurchlässig oder liegt eine Funktionsstörung der Eileiter vor. Schädigungen der Eileiter entstehen vorwiegend durch Infektionen, die durch Verkühlungen des Unterleibs begünstigt werden. Der eigentliche Auslöser sind die Eileiter emporsteigende Keime, etwa Bakterien wie Gonorrhoe, Chlamydien oder Tuberkulose im Eileiter. Verklebungen der Eileiter sind die Folge solcher Eileiterentzündungen.
Eierstockentzündungen gibt es nur dann, wenn sich eine Eileiterentzündung so weit ausbreitet, dass sie auch den Eierstock mit erfasst und zu Abszessen am Eierstock führt. Häufiger sind Eierstockzysten, die etwa durch Endometriose hervorgerufen werden können. Diese müssen zum Teil operativ entfernt werden, was in der Folge zu Verwachsungen führen kann.

- Tumore (gutartige und bösartige):
  Auch gutartige Zysten am Eierstock sollten, wenn sie groß sind, entfernt werden. Das Gleiche gilt für gutartige Myome (siehe unten), wenn sie die Gebärmutterschleimhaut stören, oder Dermoidzysten, sogenannte „Zwillingsgeschwülste" am Eierstock.
- Endometriose (Absiedelungen von Gebärmutterschleimhaut):
  Dies ist eine gutartige, aber schmerzhafte, chronische Wucherung von Gebärmutterschleimhaut (Endometrium) außerhalb der Gebärmutter. Etwa vier bis zwölf Prozent aller Frauen erkranken in der Zeit zwischen der Pubertät und den Wechseljahren. Die Ursachen für die Entstehung sind noch immer nicht vollständig geklärt. Es wird angenommen, dass in erster Linie eine Verschleppung von vitalen Schleimhautzellen im Menstruationsblut über die Eileiter in die Bauchhöhle stattfindet,

in Verbindung mit einer angeborenen muskulären Überaktivität der Gebärmutter. Leitsymptome der Endometriose sind mit dem Menstruationszyklus verbundene, krampfartige Schmerzen von größerer Intensität als „normale“ Regelschmerzen. Auch chronische Bauch- und Rückenschmerzen sind möglich.
Den Entstehungstheorien zufolge kann die Endometriose von einem Schock-Trauma ausgelöst werden oder von sonstigen Erlebnissen, die eine Verkrampfung im Körper zur Folge haben, sodass sich versprengte Gebärmutterschleimhaut außerhalb der Gebärmutter im Körper festsetzt. Normalerweise, wenn alles nach Plan läuft, blutet bei der Regel die Gebärmutterschleimhaut ab. Bei der Endometriose gelangt Gebärmutterschleimhaut über die Eileiter etwa in den Bauchraum, oder sie setzt sich in den Eierstöcken, auf dem Darm, in der Blase oder in der Gebärmutter fest. Bei jeder folgenden Regelblutung schwillt sie an und blutet, was zu Entzündungsreaktionen und Verwachsungen führen kann. Die Verwachsungen können zur Unfruchtbarkeit führen, weil die Eileiter dadurch beeinträchtigt werden und der Eisprung gestört werden kann.

- Uterus myomatosus (Muskelknoten in der Gebärmutter), Myome:
  Sie sind nur dann störend, wenn sie sehr groß sind und in die Gebärmutterschleimhaut so hineinwachsen, dass sie wie ein Fremdkörper die Einnistung stören können, was wiederum durch einen 3D-Ultraschall oder eine Hysteroskopie (Gebärmutterspiegelung) überprüft werden kann.
- Fehlbildungen von Eileitern, Eierstöcken, Gebärmutter oder Scheide

- Antikörper gegen Samenzellen im Gebärmutterhalsschleim (siehe oben)
- Genetische Ursachen:
  Die Chromosomen des Menschen, 23 Paare oder 46 Stück plus Geschlechtschromosomen, sind jedes für sich in einer bestimmten Form angeordnet. Bei einer sogenannten Translokation (Verschiebung oder wörtlich „un-verortet", „ortsgewechselt") ist aber ein Bruchstück eines Chromosoms an ein völlig anderes Chromosom angelagert. Bei einer balancierten Translokation (balanciert: im Gleichgewicht) ist ein Chromosom oder ein Chromosomenabschnitt auf ein anderes Chromosom transloziert, wobei sich die Gesamtmenge des Erbguts nicht ändert, sondern im Gleichgewicht bleibt. Aufgrund dessen hat eine balancierte Translokation keine Auswirkungen für die betreffende Person. Menschen mit einer balancierten Translokation haben jedoch eine erhöhte Wahrscheinlichkeit, Nachkommen mit einer unbalancierten Translokation (siehe unten) zu zeugen, denn sie bilden auch Keimzellen (Gameten) mit unbalancierter Translokation. Findet eine Befruchtung zwischen einer Keimzelle mit unbalancierter Translokation und einer Keimzelle statt, bei der das Erbgut wie üblich angeordnet ist, kann das heranwachsende Kind eine Translokation haben. Schwangere Frauen mit einer balancierten Translokation haben ein erhöhtes Risiko, ihr ungeborenes Kind durch eine Fehlgeburt zu verlieren. Im Rahmen der Kinderwunschabklärung sollte daher ein sogenannter Chromosomenstatus gemacht werden.
  Eine unbalancierte Translokation ist durch eine quantitative Veränderung des Erbguts gekennzeichnet, die dadurch verursacht wird, dass genetisches Material verloren geht oder zusätzlich zum üblicherweise vorhande-

nen Erbgut vorliegt. Diese Form der Translokation ist eine Variante der Chromosomenmutation und damit auch der Chromosomenaberration.

Natürlich gibt es auch rezessive Erbkrankheiten. An dieser Stelle näher darauf einzugehen, würde aber den Rahmen sprengen. Bei der künstlichen Befruchtung können genetische Fehlbildungen im Rahmen der Präimplantationsdiagnostik durch gezielte Auswahl vermieden werden.

Ursachen bei beiden Partnern

- Seelische Faktoren
- Psychische Belastungen
- Umweltbelastungen
- Stress
- Starkes Über- oder Untergewicht
- Übermäßiger Kaffee- und Alkoholkonsum:
  Chronischer Alkoholismus führt den Körper in eine metabolische Störung. Der Körperhaushalt wird gestört, Leber und Nieren funktionieren nicht mehr wie sie sollten. Mäßiger Alkoholkonsum wird dagegen allgemein als eher förderlich gesehen, vor allem was dessen Auswirkungen auf die Bereitschaft zum Sex betrifft. (Manche Internisten schwören Stein und Bein, ein gesunder Mann könne täglich eine Flasche Wein und eine gesunde Frau eine halbe trinken, ohne dass er oder sie über Jahre einen Leberschaden bekommt. Wobei wir natürlich keineswegs dazu einladen möchten, diese Theorie durch einen Selbstversuch zu bestätigen.)
- Rauchen

- Drogenmissbrauch
- Medikamente:
  Gewisse Schmerzmittel und Anti-Rheuma-Medikamente können den Eisprung hemmen, etwa Aspirin in hohen Dosen (ab drei Stück täglich). Gewisse Psychopharmaka erhöhen den Prolaktin-Spiegel. Medikamente gegen Bluthochdruck können Auswirkungen auf den weiblichen Hormonhaushalt haben. Bei Männern können Psychopharmaka zuerst die Potenz beeinträchtigen und in weiterer Folge auch das Spermiogramm verändern. Rheuma-Medikamente und Blutgerinnungshemmer (Marcoumar) können ebenfalls das Spermiogramm verschlechtern.
- Stoffwechselerkrankungen
- Störungen des Immunsystems

In-vitro-Fertilisation*

Geschichte

Früher versuchten es Paare, die keine Kinder bekamen, mit allerlei Kräutern und magischen Ritualen. Heute hilft die Medizin kräftig nach.

Vor rund 250 Jahren gelang dem italienischen Geistlichen Lazzaro Spallanzani die allererste erfolgreiche künstliche Befruchtung, und zwar bei einer Hündin. Mit einer Spritze injizierte er ihr ein Gramm frische Spermien in die Gebärmutter. 62 Tage danach warf die Hündin drei gesunde

* IVF, Künstliche Befruchtung, lateinisch für „Befruchtung im Glas“

Welpen. Diese einfache Insemination (siehe unten) erregte Aufsehen. Der Philosoph Charles Bonnet schrieb ihm: „Ich weiß nicht, ob das, was Sie soeben entdeckt haben, eines Tages für die menschliche Gesellschaft Folgen haben wird, die nicht gering sein werden."

Bis zur Geburtsstunde der Zeugung im Labor sollten aber noch fast 100 Jahre vergehen: 1880 gelang es dem österreichischen Mediziner Samuel Schenk vom Embryologischen Institut der K.u.K.-Universität Wien, Eizellen von Kaninchen und Meerschweinchen zu isolieren und sie mit den Spermien der jeweiligen Männchen in der Petrischale zu mischen. Eine Befruchtung fand in vitro statt, aber Schenk beobachtete und beschrieb den Prozess nur, ohne die befruchteten Eizellen einzusetzen. Erst der spätere Co-Erfinder der Antibabypille, Gregory Pincus, sollte im Reagenzglas befruchtete Spermien und Eizellen einem Tier erfolgreich wieder einsetzen – ohne dass jedoch eine Schwangerschaft zustande kam. In weiterer Folge musste die Medizin lernen, den Zeitpunkt des Eisprungs zu bestimmen (lange ging man davon aus, dass der Eisprung der Frau wie bei Hündinnen zum Zeitpunkt der Blutung stattfände). Auch musste man lernen, die Veränderungen im Labor nachzuvollziehen, die die Spermien auf ihrem Weg durch die Scheide und durch die Gebärmutter bis in die Eileiter durchmachen, sowie die Bedingungen im Eileiter bei der Befruchtung zu simulieren.

Im November 1977 war es so weit: Ohne sie zuvor mit Hormonen behandelt zu haben, entnahmen die Engländer Patrick Steptoe und Robert Edwards der Patientin Leslie Brown eine Eizelle und vermischten sie im Labor mit dem Samen ihres Mannes. Der so entstandene Prä-Embryo wurde Leslie zweieinhalb Tage später wieder eingesetzt. 20 Tage später lagen die ersten positiven Schwangerschaftstestergebnisse vor und neun Monate später kam Louise Brown, das erste Retortenbaby, zur Welt.

Zwei Jahre nach der Geburt von Louise Brown publizierten Alex Lopata und W. I. Johnston aus Melbourne ihre ersten Erfolge – im Gegensatz zu Steptoe und Edwards – so exakt, dass ihre Methode weltweit nachgeahmt werden konnte. Der Autor und sein Team in Wien waren weltweit die sechsten, denen diese Methode gelang. Außerdem machten die Australier die Hormonstimulation der Eierstöcke sowie die Möglichkeit der Kryokonservierung von befruchteten Eizellen in der IVF-Behandlung zur Praxis und die IVF dadurch leichter wiederholbar: Wer beim ersten Mal nicht schwanger wurde, konnte auf seine gefrorenen, befruchteten Eizellen zurückgreifen. Mitte der 80er-Jahre erfolgte zudem eine wesentliche Vereinfachung durch die Entwicklung der Ultraschall-gelenkten (transvaginalen) Eizellentnahme durch die Scheide, an der unser österreichisches Team maßgeblich beteiligt war. Seither werden Eizellen nicht mehr operativ durch Bauchspiegelung entnommen, was das Risiko von Verletzungen erheblich mindert.

Ein weiterer Meilenstein wurde Anfang der 90er-Jahre gesetzt, als der Italiener Gianpiero Palermo mehr oder weniger zufällig die direkte Injektion von einzelnen Spermien in die Eizelle erfand (Intrazytoplasmatische Spermieninjektion – ICSI). Diese macht es möglich, dass nun die In-vitro-Fertilisation auch bei schwerer männlicher Infertilität (Samenproduktionsstörung) zur Routinebehandlung geworden ist. Heute werden etwa 70 Prozent der IVF mit ICSI durchgeführt. Das bedeutet: In 70 Prozent der Fälle von Kinderlosigkeit bei Paaren sind die Ursachen entweder ausschließlich oder auch beim Mann zu finden.

Die Zeugung im Labor verhilft heute Millionen von Paaren, die sonst ungewollt kinderlos bleiben würden, zum

Kind. Der Mensch, so scheint es, hat die Natur überlistet: Kinder, die im Reagenzglas gezeugt werden, sind genauso gesund wie Kinder, die auf natürlichem Weg entstehen. Dennoch sind nach wie vor viele Geheimnisse der menschlichen Befruchtung noch nicht zur Gänze entschlüsselt. Wie kommt es etwa, dass ein Spermium in die Eizelle eindringt und nicht ein anderes? Warum kommen genau die beiden zusammen?

Die Möglichkeit der sogenannten Präimplantationsdiagnostik (siehe unten), die genetische Untersuchung unbefruchteter oder befruchteter Eizellen vor dem Einsetzen in den Mutterleib, kam seit den 90er-Jahren hinzu. Zunächst wurde sie ausschließlich zur Abklärung oder zum Ausschluss von Erbkrankheiten an der befruchteten Eizelle eingesetzt. Heute kommt sie auch zum Einsatz, um die geeignetsten, überlebensfähigsten Achtzeller und Blastozysten (Teilungsstadien der Eizelle) in die Gebärmutter einzusetzen. So wird mit genetischer Diagnostik versucht, die Schwangerschaftsrate nach IVF weiter zu erhöhen und so die Zahl der Fehlgeburten zu reduzieren. Auch das Geschlecht und die Anzahl der Wunschkinder, die auf die Welt kommen, ist steuerbar.

In Österreich werden über den sogenannten IVF-Fonds der Krankenkasse, der für Sterilitätsbehandlungen aufkommt, rund 6000 IVF-Behandlungen pro Jahr durchgeführt. Diese Statistik erfasst aber nur Frauen bis zum 40. und Männer bis zum 50. Lebensjahr. Tatsächlich ist der Anteil der heute über 40-Jährigen, die nicht in den Genuss der Krankenkassen-Unterstützung kommen, stetig im Steigen und beträgt schätzungsweise in Österreich 2000 im Jahr. Das sind 25 Prozent aller Fälle. Das Durchschnittsalter der Patientinnen am Institut des Autors liegt bei über 35 Jahren.

Abklärung der Behandlung

Um die Ursachen für eine Infertilität abzuklären, werden mögliche Ursachen nach und nach eingegrenzt, um den richtigen Therapieansatz zu finden. So stellt sich bei manchen Paaren eine Schwangerschaft bereits nach einem ausführlichen psychotherapeutischen Gespräch ein. Bei anderen hilft es einfach, wenn die Frau einen Regelkalender führt, um den Einsprung zu errechnen – falls hormonelle Störungen vorliegen, können diese mithilfe von entsprechenden Hormontherapien ausgeglichen werden. Bei schwerwiegenderen Fällen sieht die Sache anders aus. Künstliche Befruchtung durch Insemination ist heute eine gängige therapeutische Methode. Die Hightech-Befruchtung im Reagenzglas wird aber als letzte Möglichkeit betrachtet.

Zyklusbeobachtung

Die Abklärung der medizinischen Ursachen bei unerfülltem Kinderwunsch beginnt mit der Feststellung des regelmäßigen Monatszyklus, entweder mithilfe eines Zykluskalenders oder durch die Messung der Körpertemperatur nach dem Aufwachen (Basaltemperatur). Die Zyklusbeobachtung ist eigentlich keine Therapie, kann aber dabei helfen, den günstigsten Zeitpunkt für einen Geschlechtsverkehr genauer festzulegen. Per Ultraschall beobachtet der Arzt an verschiedenen Tagen im Zyklus die Größe des heranreifenden Eibläschens (Follikel). Ein Ultraschallkopf wird in die Scheide eingeführt und die Follikel am Bildschirm des Ultraschallgeräts gemessen. Im Blut lassen sich zusätzlich die Hormonwerte bestimmen, die einen Hinweis geben auf die Eireifung. Auch der Zeitpunkt des Eisprungs kann entweder durch eine Ultraschalluntersuchung oder durch eine Hormonuntersuchung im Blut oder im Urin festgestellt werden.

Es gibt aber auch Selbsttests, das sind quasi „Eisprung-Mikroskope“ zur Speicheluntersuchung. Mit einem Mini-Mikroskop kann indirekt der Eisprung durch sichtbare Kristalle im Speichel festgestellt werden. Bilden die Speichelkristalle unter dem Mikroskop ein pünktchenförmiges Muster, bedeutet das: unfruchtbare Tage. Ein farnförmiges Muster bildet sich hingegen an den fruchtbaren Tagen.

Ziel all dieser Untersuchungen ist das Finden des günstigsten Zeitpunkts für den Geschlechtsverkehr, das Empfängnis-Optimum (im medizinischen Fachjargon „Verkehr zum Optimum“: günstigster Zeitpunkt, Eisprung-Zeitpunkt). Führt der „Verkehr zum Optimum“ nicht bald zum Erfolg, ist über lange Zeit davon eher abzuraten, da es durch die Planung oft zu Stress und zum Verlust der Spontaneität beim Sex kommen kann, was die Empfängnisfähigkeit wiederum schmälern kann. (Allerdings stellt sich die berechtigte Frage, ob bei einer medizinischen Abklärung der eigenen Reproduktionsfähigkeit überhaupt noch von Spontaneität die Rede sein kann.)

Des Weiteren: Im Zuge der medizinischen Abklärung empfiehlt sich eine Beurteilung der Spermien im Gebärmutterhalsschleim zwölf Stunden nach dem Geschlechtsverkehr – ein sogenannter Postkoitaltest. Dieser kann immunologische Abstoßungsreaktionen als zusätzlichen Unfruchtbarkeitsgrund nachweisen oder auch ein verkürztes Überleben der Spermien feststellen. In diesem Fall wäre die Samenübertragung in die Gebärmutter (Inseminationen, siehe unten) der nächste Therapieschritt.

Parallel zur Zyklusbeobachtung wird zudem eine gynäkologische und eine Labor-Untersuchung gemacht, unter anderem, um Entzündungen oder Pilze auszuschließen. Beim Mann sollte eine Ejakulatuntersuchung gemacht werden, um Menge und Qualität der Spermien (dargestellt in einem Spermiogramm) zu prüfen.

Durchgängigkeit der Eileiter

Die Durchgängigkeit der Eileiter wird mithilfe eines durch die Gebärmutter gespritzten Kontrastmittels unter dem Röntgenschirm unter Ultraschallsicht oder mithilfe einer Bauchspiegelung (Laporoskopie) durchgeführt. Fließt das Mittel durch die Eierstöcke, sind die Eileiter durchgängig.

Chirurgischer Eingriff

Bei verstopften Eileitern, Endometriose-Herden, Myomen oder Eierstockzysten in Verbindung mit Fruchtbarkeitsproblemen wird oft ein chirurgischer Eingriff durchgeführt.

Hormonbehandlung

Unterschiedliche Formen von Hormonstörungen bei der Frau und beim Mann können der Grund sein, warum ein Mann nicht zeugen kann oder eine Frau trotz vollzogenem Zeugungsakt zum optimalen Zeitpunkt nicht schwanger wird. Je nach zugrunde liegender Hormonstörung (Fehlfunktion der Schilddrüse; Hyperprolaktinämie, bei der zu viel Prolaktin gebildet wird, das normalerweise die Produktion von Muttermilch anregt; zu viele männliche Hormone – siehe oben) werden entsprechende Medikamente eingesetzt. Bei starkem Übergewicht mit zu vielen männlichen Hormonen können Frauen ihren Hormonhaushalt auch wieder normalisieren, indem sie abnehmen.

Wenn die Hormonwerte normal sind, aber keine normale Funktion der Eierstöcke vorliegt, kann eine hormonelle Stimulation helfen. Medikamente in Form von Tabletten und/oder Spritzen regen die Eizellreifung an. Ultraschalluntersuchungen und Hormonbestimmungen im Blut geben Auskunft über die Größe und die Reife des Eis. Zum richtigen Zeitpunkt wir durch die Gabe eines weiteren Hormons der Eisprung ausgelöst.

Hormonstimulierung mit Samenübertragung (Insemination)

Als Insemination wird jede Übertragung des männlichen Samens in den Genitaltrakt der Frau bezeichnet. Die Insemination ist die gängigste Methode zur künstlichen Befruchtung.

In den meisten Fällen geht ihr eine hormonelle Stimulation der Frau voraus, wodurch sie mehr als ein Eibläschen produziert und der Zeitpunkt des Eisprungs genauer gesteuert werden kann. Für die Samenübertragung gewinnt der Mann durch Masturbation Samenflüssigkeit.

Im Labor wird die Samenflüssigkeit aufbereitet, um die Befruchtungschancen zu erhöhen. Nach dem Auslösen des Eisprungs, der etwa 36 Stunden dauert, bringen Arzt oder Ärztin den Samen durch einen dünnen Plastikschlauch (Katheter) in die Gebärmutterhöhle ein. Der Vorteil der Insemination ist, dass die Samenzellen schneller und in größerer Dichte an die Eizelle gelangen. Der Nachteil ist jedoch, dass erst beim Eintreten oder Ausbleiben der Regel festgestellt werden kann, ob eine Befruchtung zustande gekommen ist oder nicht.

Inseminationen haben nur dann einen Sinn, wenn die Eileiter der Frau erwiesenermaßen durchgängig sind. Anlässlich einer Insemination kann zusätzlich die Verträglichkeit von Spermien und Gebärmutterhalsschleim unter dem Mikroskop überprüft werden.

Intravaginale Kultur (IVC) oder In-vivo-Befruchtung

Die IVC wird als die „natürlichste" Form der künstlichen Befruchtung bezeichnet. Dabei reifen in der Petrischale befruchtete Eizellen im Körper der Frau heran und nicht im Brutkasten.

Das Prozedere beginnt wie bei der künstlichen Befruchtung entweder durch Insemination oder In-vitro-Fertilisation und kann in Kombination mit allen Verfahren angewendet werden, oder aber auch bei einem Normalzyklus ohne Zugabe künstlicher Hormone. Die Eizellen der Frau werden vom Eierstock abgesaugt und mit den Spermien des Mannes im Reagenzglas befruchtet. Die befruchtete Eizelle wird dann zusammen mit einer Nährlösung in eine etwa daumengroße Kapsel gegeben (In-vivo- oder INVO-

Kapsel), die dann in die Scheide eingeführt wird. Die befruchtete Eizelle ist in diesem Stadium etwa 0,3 Millimeter groß. Sie bleibt zwei bis drei Tage in der Kapsel im weiblichen Körper zur Reifung, während die Zellteilung beginnt. Im Stadium des Vor- bis Achtzellers wird die Kapsel wieder entnommen, geöffnet und der Prä-Embryo in die Gebärmutter eingesetzt.

Das Spezielle an dieser Methode: Die Kapsel besteht aus einem Spezial-Kunststoff, der die Gase des Körpers auf die Spermien und Eizellen überträgt. Die Reifung findet somit im Originalmilieu statt und nicht im Brutschrank, welcher elektronisch gesteuert werden muss und dem künstliche Gase zugefügt werden. Die Erfolgsquote bei der INVO-Kapsel liegt mit 30 Prozent in etwa gleich hoch wie bei der herkömmlichen IVF. Doch eine Erhöhung der Erfolgsrate ist weniger relevant als der psychologische Effekt, der mit dem Unterschied zwischen Bio-Produkten vom Bauern und abgepacktem Fleisch und Gemüse im Supermarkt verglichen werden kann. Zwar „schmecken" die im Körper gereiften Eizellen nicht unbedingt besser, aber das subjektive Gefühl, wenn die reifenden Eizellen im Körper bleiben, wird von Frauen häufig bevorzugt. Die Frauen sind weniger lang von ihrem möglichen Baby getrennt, was – wie die Mediziner meinen – dem Bedürfnis nach größtmöglicher Nähe zum entstehenden Baby nachkommt. Sie propagieren, die Frau sei der beste „Brutschrank".

Künstliche Befruchtung durch In-vitro-Fertilisation (IVF)

Grundsätzlich versteht man unter In-vitro-Fertilisation die Vereinigung von Ei- und Samenzelle (Fertilisierung) außerhalb des Mutterleibs.

Zunächst muss die Frau in vorgeschriebener Weise verschiedene Medikamente einnehmen (Hormontabletten, Injektionen). Dadurch kommt es zum Heranreifen mehrerer Eizellen im Eierstock. Dann werden der Frau die reifen Eizellen mittels vaginaler Punktion entnommen und im Reagenzschälchen (in vitro) mit dem Samen des Mannes zusammengebracht. Die zusammengebrachten Samen- und Eizellen entwickeln sich danach in einem Wärmeschrank, der die Bedingungen im Eileiter nachahmt. Nach etwa 20 Stunden ist erstmals erkennbar, ob der Befruchtungsvorgang begonnen hat. Die Eizelle befindet sind dann im Vorkernstadium – im sogenannten Pronucleus-Stadium. In dieser Phase muss eine Auswahl der Eizellen erfolgen, die sich zu Prä-Embryonen weiterentwickeln sollen. Der danach entstandene Prä-Embryo wird ein bis drei Tage später in die Gebärmutter eingesetzt (Embryotransfer) – in der Hoffnung, dass er sich dort einnistet.

Wenn die Samen langsam oder wenig beweglich sind, helfen ihnen die Mediziner auf die Beine und geben ihnen den entscheidenden Schubs: Die reife Eizelle wird befruchtet, indem die Spermien in sie injiziert werden (ICSI, siehe unten) oder indem sie maximal 100 000 Spermien zu den Eizellen dazugeben (bei normalem Spermienbefund). Danach werden die Eizellen bis zum Teilungs- oder Blastozystenstadium zwei bis fünf Tage im Brutschrank im richtigen Milieu und Medium mit der richtigen Gaskonzentration und dem richtigen PH-Wert und der richtigen Feuchtigkeit inkubiert.

Intrazytoplasmatische Spermieninjektion (ICSI)

Die Intrazytoplasmatische Spermieninjektion kommt zum Einsatz, wenn die Samenzellen weder im Eileiter noch im Laborglas eine Eizelle befruchten können. Bei der ICSI wird in einem Laborschälchen unter mikroskopischer Kontrolle die Samenzelle mit einer feinen Nadel direkt in die zuvor entnommene Eizelle injiziert. Das vorangegangene Verfahren ist dasselbe wie bei der IVF-Methode: Die reifen Eizellen werden nach einer Hormonstimulation aus den Eierstöcken entnommen, der Partner gewinnt Samenflüssigkeit durch Masturbation. Wenn eine Befruchtung und die darauffolgende Reifung (Zellteilung) stattgefunden haben, entspricht die weitere Vorgehensweise dem üblichen IVF-Verfahren.

Präimplantationsdiagnostik (PID) und Polkörperdiagnostik (PKD)

Nach österreichischem Recht ist eine Präimplantationsdiagnostik an bereits entstehenden Embryonen im Achtzellstadium verboten. Die gesetzlich erlaubte Variante der genetischen Untersuchung weiblicher Eizellen vor einer IVF ist die sogenannte Polkörperdiagnostik (PKD). Die Methode hilft in erster Linie dabei, für den Transfer des Prä-Embryos (Achtzeller) geeignete Zellen zu finden, um zu vermeiden, dass befruchtete und dann eingesetzte Embryonen aufgrund von genetischen Schäden wieder absterben ohne sich eingenistet zu haben, womit alles Bisherige umsonst wäre. Die Schwangerschaften erhöhen sich durch den Test.

Zunächst werden dabei Ei- und Samenzellen gewonnen. Am ersten Tag der Behandlung wird eine Samenzelle in die Eizelle injiziert. Sechs bis zehn Stunden später – noch vor der Verschmelzung des genetischen Materials von Mann und Frau – werden die beiden noch vorhandenen Polkörper – Abfallprodukte der Eizelle, die das halbe genetische Material der Frau enthalten – entnommen. Die Polkörper sind genetische Spiegelbilder der Eizelle. Sie enthalten den halbierten Chromosomensatz der Frau, den der weibliche Körper dort deponieren muss, damit bei der Verschmelzung von Ei- und Samenzelle der halbe männliche Chromosomensatz ebenfalls in der Eizelle Platz hat. Im Labor untersuchen die Genetiker die Polkörper auf Chromosomenfehlverteilungen, die eine Schwangerschaft verhindern würden.

Der Clou an der Methode: Zwar wird „nur" das Erbgut der Frau untersucht, das sich in den Polkörpern befindet, die im Laufe der Befruchtung abgebaut werden, doch man kann damit die für einen Transfer in den Mutterleib geeigneten Zellen auffinden. Es werden auch keine befruchteten Eizellen bei der Untersuchungsmethode verbraucht. Im Grunde zählen die Experten die Chromosomen und schauen dabei besonders auf die Chromosomen 13, 16, 18, 21 und 22, die bei Fehlverteilungen schwere Missbildungen hervorrufen oder zum Tod gleich nach der Geburt führen können. Nicht lebensfähig sind Embryonen mit Defekten an den Chromosomen 1 bis 11, weshalb in Zukunft möglichst auch diese Chromosomen oder sogar alle bei der PKD mitbestimmt werden sollen.

Die Chancen auf Erfolg bei einer künstlichen Befruchtung hängen wesentlich von der Unversehrtheit der Chromosomen in den Ei- und Samenzellen ab. Eizellen von ab 35-jährigen Frauen weisen zu rund 50 Prozent Chromosomenstörungen auf, bei ab 40-jährigen Frauen erhöht sich dieser Anteil bereits auf mehr als 70 Prozent. Solche Chromosomenveränderungen, die in Spermien wesentlich seltener vorkommen, haben meist zur Folge, dass die Einnistung der befruchteten Eizelle missglückt oder es zu Fehlgeburten kommt. Im Zuge der künstlichen Befruchtung scheint daher die Auswahl derjenigen Eizellen, die einen normalen Chromosomensatz haben, eine wünschenswerte Option.

Daten aus einer Untersuchung von 1026 Eizellen von 225 Patientinnen mit mindestens drei fehlgeschlagenen Versuchen am Institut des Autors zeigen: 48,37 Prozent der Eizellen waren für einen Transfer in den Mutterleib geeignet, 51,63 Prozent konnten hingegen wegen Fehlverteilungen des Erbgutes nicht verwendet werden. In der Altersgruppe der über 40-jährigen IVF-Patientinnen (insgesamt 60 Frauen) kam nach der entsprechenden Untersuchung bei 10,34 Prozent eine normale Schwangerschaft zustande. Hingegen wurden nur 6,45 Prozent der Patientinnen ohne die Vorauswahl der Eizellen per Polkörperanalyse schwanger. In der Gruppe der unter 35 Jahre alten Frauen nach mehreren fehlgeschlagenen IVF-Versuchen und mit Polkörperanalyse hatten 34 Prozent eine normale Schwangerschaft, hingegen nur 24,46 Prozent der Patientinnen ohne den Test. Letztere hatten auch zu 10,87 Prozent einen Abortus (Fehlgeburt). Das trat bei den untersuchten Frauen in dieser Gruppe in keinem Fall auf.

Die Ergebnisse aus der Polkörperanalyse mögen verblüffend und neu klingen. Aber sie sind nur in der wissenschaftlichen Forschung neu, in der Natur dagegen nicht. Denn natürlicherweise läuft es genauso ab. Pathologische Eizellen werden nach der Befruchtung zumeist abgestoßen und es kommt einfach nicht zu einer Schwangerschaft, oder der Embryo geht nach ein paar Tagen wieder ab und die Regelblutung kommt etwas verspätet.

Mikrochirurgische Epididymale Spermienaspiration (MESA) und Testikuläre Spermienextraktion (TESE)

Bei fehlenden Spermien im Ejakulat gibt es Techniken, Samenzellen aus dem Hoden- oder Nebenhodengewebe zu gewinnen – ebenso bei Männern, die sich den Samenleiter unterbinden haben lassen oder deren Samenleiter durch Entzündungen verschlossen sind. Im Allgemeinen genügt ein einziger Eingriff, da sich das Gewebe tiefgefrieren lässt und dadurch für mehrere Behandlungen verfügbar wird. Im Zuge von MESA und TESE wird bei der Befruchtung immer das ICSI-Verfahren angewandt, um nach dem aufwändigen Eingriff kein zusätzliches Risiko einzugehen.

Kryokonservierung

Beim Einfrieren von Eizellen (Kryokonservierung) werden überzählige befruchtete Eizellen aus stimulierten Zyklen im Vollkernstadium im gefrorenen Zustand bis zu zehn Jahre lang aufgehoben. Ziel ist, die eingefrorenen Prä-Embryonen für weitere Versuche zu konservieren, was der Patientin erspart, den Prozess der Hormonstimulierung zu wiederholen. Die Schwangerschaftsraten sind jedoch niedriger, wenn kryokonservierte Eizellen verwenden wurden, als bei der Verwendung von frischen Eizellen. Die befruchteten Eizellen können außerdem beim Auftauen kaputt gehen. Auch hängt die Frage, ob sie den Auftau-Prozess überleben, vom Alter der Eizellen zum Zeitpunkt des Einfrierens ab. Methoden zur Kryokonservierung von unbefruchteten Eizellen als „Eizellbank" für die Frau werden erst von einigen wenigen Kliniken praktiziert (siehe Kapitel 6)

Erfolgschancen

Die Wahrscheinlichkeit schwanger zu werden ist bei verschiedenen Verfahren unterschiedlich hoch und altersabhängig.

Bei der Insemination liegen die Chancen maximal bei 15 bis 20 Prozent. Bei der IVF liegen die Chancen, dass ein transferierter Prä-Embryo in der Gebärmutter zum Embryo heranreift, bei Frauen bis 35 Jahren bei 20 Prozent pro transferiertem Prä-Embryo (= Zygote, befruchtete Eizelle, Blastozyst). Bei zwischen 35- bis 40-Jährigen sind es 15 Prozent, bei über 40-Jährigen je nach Alter 5 bis 10 Prozent pro transferiertem Prä-Embryo. Bei der ICSI-Therapie ist die Wahrscheinlichkeit schwanger zu werden gleich hoch wie bei der klassischen IVF.

IVF (im Folgenden sowohl mit oder auch ohne ICSI) hat vielen Paaren zu Kindern verholfen, die sonst keine bekommen hätten können. Doch sie ist und bleibt eine Methode zur Behandlung von Fruchtbarkeitsstörungen und Unfruchtbarkeit und kann keine Wunder wirken. Obwohl das Ansteigen des Durchschnittsalters der behandelten Frauen von 28 noch in den 80er-Jahren auf heutige 36 Jahre zu einer solchen Annahme verleiten könnte, kann die Methode die biologische Uhr nicht zurückdrehen. Natürlich können die Chancen, dass eine Schwangerschaft eintritt, gegenüber dem natürlichen Weg optimiert werden. Dennoch nehmen diese Chancen mit zunehmendem Alter ab. Die Annahme, dass Frauen und Männer bis 45 respektive 85 Jahre ebenso schnell und einfach Kinder bekommen können wie zwei 25-Jährige, wenn sie nur IVF oder ICSI in Anspruch nehmen, ist falsch.

Eine Studie der Harvard Medical School aus dem Jahr 2009 warnt davor, sich bei der Kinderplanung zu sehr auf die Möglichkeit zu verlassen, „später" eine IVF durchführen zu können. Die In-vitro-Fertilisation könne die Auswirkungen des Alters auf die Fruchtbarkeit bei Frauen ab 40 nicht umdrehen, so die Autoren. Doch sie bestätigen, dass die Methode unfruchtbaren Frauen bis zum Alter von 35 Jahren bei bestimmten Indikationen eine gleich hohe Chance einräumen kann schwanger zu werden, wie sie ihre fruchtbaren Altersgenossinnen haben.

Die Wissenschaftler haben die Daten von 6164 Patientinnen analysiert, die zwischen 2000 und 2005 an einer Fertilitätsklinik in Boston 14 248 Zyklen von IVF-Behandlung durchgemacht haben. Studienleiter Alan Penzias zufolge ist die Studie die erste, bei der eine breite Bevölkerungsschicht und ein breites Altersspektrum von Frauen untersucht wurden, die sowohl frische als auch kryokonservierte Eizellen verwendeten.

Demnach lag die kumulative Geburtsrate im Durchschnitt aller Altersgruppen nach sechs Zyklen zwischen 51 und 72 Prozent. Professor Penzias zufolge brachte IVF jungen, unfruchtbaren Frauen dieselben Schwangerschaftsraten wie ihren fruchtbaren Altersgenossinnen, die in der Lage waren, auf natürlichem Weg schwanger zu werden. „Für Frauen über 40, die eine IVF in Anspruch nehmen mussten, konnten wir aber nicht dieselben Erfolge erzielen wie ihren Altersgenossinnen, die noch genügend gesunde Eizellen zur Verfügung hatten und noch auf natürlichem Weg schwanger werden konnten. Wir können nicht jeder Frau die Fruchtbarkeit einer 35-Jährigen zurückgeben", schreibt Penzias. „IVF dreht die Uhr nicht zurück."

IVF kann da ansetzen, wo Unfruchtbarkeit die Ursache für Kinderlosigkeit ist – etwa bei verstopften Eileitern oder Endometriose, aber die Methode kann die Auswirkungen des Alters auf die Eierstöcke, Eier und Hormonproduktion nicht rückgängig machen. Frauen, die ihr fruchtbares Alter überschritten haben, müssen sich demnach weiterhin auf die Eizellspenden jüngerer Frauen verlassen.

Übrigens: In manchen Ländern, etwa in Frankreich, werden Frauen, die über 42 Jahre alt sind, bei den IVF-Kliniken mehr oder weniger kategorisch abgewiesen, da sie den Kliniken die Erfolgsstatistiken ruinieren. In Österreich gibt es gewisse Zentren, die das auch so machen. Also Vorsicht: Wenn ein Arzt sagt: „Machen wir nicht, Sie sind zu alt", dann zum nächsten gehen.

Risiken

Sterilitätstherapien können stark in den weiblichen Körper eingreifen und der Körper kann überreagieren. Die Folge können unangenehme Nebenwirkungen bis hin zu ernsthaften Komplikationen sein. Nicht immer gelingt es, ein schwereres Überstimulationssyndrom zu vermeiden. Denn eine geringe Überstimulation der Eierstöcke ist bei der Reagenzglasbefruchtung sogar erwünscht und hat überdies keine wesentliche Bedeutung. Beim Überstimulationssyndrom passiert hingegen „zu viel des Guten“: Es reifen mehr Eizellen heran als notwendig sind oder die Frau ohne Schmerzen ertragen kann, und die Eierstöcke produzieren sehr viele große Eibläschen. Kommt es in dieser Zeit zu einem Geschlechtsverkehr, kann eine hochgradige Mehrlingsschwangerschaft die Folge sein.

Bei einer schweren Überstimulation vergrößern sich die Eierstöcke sehr stark und die Eibläschen produzieren zu viele Hormone. Die Eierstöcke schwellen dadurch stark an, machen Druckbeschwerden und schwitzen Flüssigkeit aus. Es kann zur sogenannten Bauchwassersucht kommen – eine vermehrte Flüssigkeitsansammlung im Bauchraum. Der Frau kann übel werden, sie kann Schmerzen haben. Auch Atemnot und Störungen der Blutgerinnung sind möglich.

Der Zustand geht über die eigentliche Stimulationsbehandlung und die Eizellentnahme hinaus, weil sich die abgesaugten Follikel wieder füllen und sich Gelbkörper bilden. (Gelbkörper bleiben im Normalfall bis zum Eintritt der Regel bestehen und im Fall einer Schwangerschaft noch bis zur achten bis zehnten Schwangerschaftswoche). Das Überstimulationssyndrom (OHSS – Ovarian Hyper Stimulations Syndrome) kommt altersabhängig bei ein bis fünf Prozent der Stimulationsbehandlungen vor und muss meist durch mehrfaches Absaugen der überschüssigen Flüssigkeit im Bauchraum und mit Infusionen behandelt werden. Je jünger die Frau, desto größer sind die Chancen auf ein Überstimulationssyndrom.

Andere Nebenwirkungen sind eher geringfügig und umfassen Befindlichkeitsstörungen wie auch Symptome, die denen der Wechseljahre entsprechen – etwa Hitzewallungen, Schlafstörungen und mitunter leichte Depressionen oder Gewichtszunahme.

Selten können auch operative Eingriffe, die für Diagnostik und Therapie notwendig sind, Komplikationen nach sich ziehen. Bei der Eizellentnahme besteht das Risiko einer bakteriellen Infektion der Eierstöcke. Bei der Follikel-Punktion können selbst bei sorgfältiger Durchführung von Expertenhand die Blase, der Darm und die großen Blutgefäße im Becken verletzt werden. In seltenen Fällen kann eine Blutstillung mithilfe einer Bauchspiegelung erforderlich sein.

Risiko Mehrlingsschwangerschaft

Eine für die künstliche Befruchtung typische Komplikation ist das Auftreten von Mehrlingsschwangerschaften über Zwillinge hinaus. Höhergradige Mehrlingsgeburten sind jedoch weitgehend zu vermeiden, wenn die behandelnden Mediziner darauf verzichten, zugunsten ihrer Erfolgsquoten mehrere befruchtete Eizellen gleichzeitig in die Gebärmutter einzusetzen. Meist werden aber mindestens zwei Prä-Embryonen in die Gebärmutter eingepflanzt, um die Chancen auf eine Schwangerschaft für das Paar zu erhöhen. Ziel der Reproduktionsmedizin heute ist der sogenannte „single embryo transfer" – der Transfer von nur einer befruchteten Eizelle ohne Sinken der Erfolgschancen. Durch verbessere Embryo-Kulturtechniken soll in Zukunft nur ein „Top-Embryo" in die Gebärmutter eingesetzt werden.

In Österreich werden heute meist zwei Prä-Embryonen transferiert. Überzählige befruchtete Eizellen können eingefroren und bis zu zehn Jahre gelagert werden, müssen aber im Fall, dass die (Ehe-)Partner auf eine Lagerung verzichten, laut Gesetz vernichtet werden, was immer wieder zu Diskussionen innerhalb der Ärzteschaft und der Bioethikkommissionen führt. Hormonspezialisten plädieren dafür, diese „überzähligen" befruchteten Eizellen der Forschung frei zur Verfügung zu stellen oder in Form einer sogenannten Pränatal-Adoption kinderlosen Paaren mit Kinder- oder Adoptionswunsch anzubieten. Gegner dieser Ideen argumentieren mit gefährlichen Implikationen menschlicher „Ersatzteillager" oder dem kommerziellen Handel von Prä-Embryonen. In den USA und in anderen Ländern sind die Pränatal-Adoption und die embryonale Stammzellenforschung aber bereits Praxis.

Alternative Methoden

Behandlung durch Homöopathie

Selbst bei jahrelangem unerfülltem Kinderwunsch bewähren sich Entgiftungskuren, Entsäuerungen und die gezielte Anwendung hormonell regulierender Heilpflanzen und homöopathischer Arzneien. Die Homöopathie verfügt über zahlreiche Arzneien zur Erhöhung der Fruchtbarkeit. Homöopathische Mittel können die Medikamente zur Hormonstimulierung durchaus unterstützen, falls eine Unverträglichkeit vorliegt. Frauen, die schlecht auf die herkömmliche Hormonstimulierung reagieren, produzieren bei homöopathischer Behandlung mehr Eizellen. Die Homöopathie wirkt zudem bei hormonellen Störungen, verzögertem Eisprung, Zyklusstörungen, Fehlgeburten und bei Männern bei verminderter Samenqualität. „Die homöopathischen Mittel, die nach einem Ähnlichkeitsprinzip eingesetzt werden, wirken dann wie zusätzliche Energie, mit deren Hilfe man leichter schwanger werden kann", erklärt die Wiener Homöopathin und Allgemeinmedizinerin Irina Meisl.

Etwa hilft homöopathisches Argentum (Silber), das dem Mond und der Fruchtbarkeit zugeordnet ist, bei Zyklusstörungen. Es leitet den Zyklus wieder in eine Regelmäßigkeit und regt konstante Eisprünge an. Kupfer auf der anderen Seite wird dem Venusprinzip zugeordnet und stärkt das Venusorgan Gebärmutter. Homöopathisches Kupfer fördert die Lust und die Fruchtbarkeit und hilft dem Ei beim Einnisten.

Auch der Hormonhaushalt lässt sich verbessern. „Man kann mit dem passenden homöopathischen Mittel bei Frauen mit Zyklusstörungen so viel Energie dazugeben, dass diese Patientinnen noch spontan schwanger werden können. Dasselbe gilt für Patientinnen, die schon mehrere erfolglose IVF-Versuche hinter sich haben", sagt Meisl. Vor einer gezielten homöopathischen Kur zur Steigerung der Fruchtbarkeit empfehle sich, mit einer Entschlackungskur „das Nest zu säubern".

Die Erfolge können sehr gut sein, die Homöopathie erweitert die Möglichkeiten. Aber es gibt Grenzen. Bei anatomisch bedingten Ursachen für Unfruchtbarkeit, wie etwa verklebten Eileitern, sind zusätzliche, weiterführende Therapien notwendig. Wer auf die Heilkräfte der Homöopathie zurückgreifen will, sollte daher die Diagnose zuerst abklären lassen.

Osteopathie, Cranio-Sacral-Therapie

Die gezielte Bewegung der Muskulatur kann bei einer Kinderwunsch-Behandlung unterstützend wirken. Die Osteopathie (*osteon:* Knochen, *pathos:* Krankheit) stimuliert die Selbstheilungskräfte des Körpers. Sie beruht darauf, dass die Körperorgane von der Skelettmuskulatur gestützt werden. Demnach sind bei korrekter Ausrichtung des Gelenk- und Muskelsystems auch die Körpergewebe gesund und das Kreislauf-, Lymph- und Verdauungssystem intakt.

Bei Kinderwunschpatientinnen achten Osteopathen besonders auf eine gute mechanische Funktion im Becken mit all seinen Gelenken und Organen. Schon allein ein Sturz auf das Kreuzbein oder ein Schleudertrauma können das Becken derart beeinträchtigen, dass es zu Zyklusstörungen oder sogar zu Infertilität kommen kann. Der Eierstock-Eileiter-Gebärmutter-Bereich ist mit äußerst feinen Sensoren ausgestattet und kann bereits bei vermeintlich geringfügigen Einflüssen mit einer Funktionsstörung reagieren.

„Ein Kind zu empfangen ist ebenso ein körperlicher Akt, wie ein komplexer seelischer Prozess. Wird einem Paar der Wunsch nach einem Kind nicht erfüllt, beginnt ein Weg an die Grenzen der psychischen Belastbarkeit. Die existenzielle Krise verschärft sich mit jedem erfolglosen Zyklus“, erklärt Irene Berglund, Cranio-Sacral-Therapeutin mit Praxis in Wien. Die Cranio-Sacral-Therapie ist eine Behandlungsform, die sich aus der Osteopathie entwickelt hat. Berglund verweist auf die stressmindernde Wirkung von Cranio-Sitzungen, die den Druck einer reproduktionsmedizinischen Behandlung sowie psychische und physische Blockaden effektiv lösen können. Speziell die Entspannung des quer verlaufenden Bindegewebes könne Blockaden im Beckenbereich lösen, was die Empfänglichkeit erhöht. „Mit der zusätzlichen Kombination von Dialog, Visualisierung und Imagination wird ein Zustand von Trauer und Resignation durchbrochen und positive Gedanken sowie eine innere Ruhe können sich entfalten", betont Berglund.

Kapitel 6
Zukunftsvisionen der Medizin
Wie die Fähigkeit zu zeugen und zu empfangen erhöht werden kann und möglicherweise erhöht werden wird

In einem Interview mit dem *Kurier* geht Markus Hengstschläger der Frage nach, warum wir überhaupt sterben: „Darwins Evolutionstheorie beruht darauf, dass bei der Fortpflanzung immer wieder Fehler passieren. Solche Mutationen im Erbgut können von Vorteil sein, denn dann tragen sie zum Fortschritt der Evolution bei. Sie können aber auch von Nachteil sein. Nachkommen, die ein weniger vorteilhaftes Rüstzeug haben, werden von der Evolution ausgeschaltet. Man nennt das ‚Survival of the fittest'. Die Generation, die sich fortgepflanzt hat, hat keinen Druck mehr, nicht älter zu werden und zu sterben."
(Markus Hengstschläger, *Kurier*, 11. September 2008)

Eine Welt, in der Leihmütter genetisch fremde Kinder für fremde Paare austragen und Nobelpreisträger ihre Samen spenden für Paare, die sich Kinder mit IQs von 180 wünschen, mag wie eine Hexenküche erscheinen, in der Wahnwitzigkeiten gekocht werden. Fernab von der Klaviatur der

Zukunftsmusik, auf der Menschen ihre Kinder selbst entwerfen, wird man aber schon in wenigen Jahren die eigene biologische Uhr tatsächlich zurückdrehen und die Jahre der Fruchtbarkeit ausdehnen können. Während sich die Männerforschung dabei eher ruhig verhält, kämpft die Medizin gegen das Ablaufdatum des Eierstocks der Frau, und zwar gleich an mehreren Fronten.

Die Zahl der entwicklungsfähigen Eizellen im Eierstock ist beschränkt und steht bereits bei der Geburt des Mädchens mit etwa 400 000 fest. Im Laufe des Lebens kommen relativ wenige von ihnen zum Eisprung. Die meisten reifen im Zyklus mit, gehen aber durch die Reifung des sogenannten dominanten Follikels (Eibläschens) wieder zugrunde und werden, wie man sagt, atretisch. Parallel dazu fallen viele Eizellen im Eierstock dem im Körper üblichen Zelltod zum Opfer (Apotose) ohne dass sie – wie das Gewebe in anderen Organen – nachgebildet werden können. Wie bei einem Schlussverkauf gibt es am Anfang gute Schnäppchen, aber je länger die Aktion dauert, bleiben umso mehr Ladenhüter übrig, bis irgendwann gar nichts mehr da ist. Wenn der Eizellvorrat der Frau verbraucht ist, hören die Eierstöcke auf, bestimmte Hormone zu bilden, der Hormonhaushalt verändert sich und die Wechseljahre treten ein. Selbst durch sensibel abgestimmte Hormongaben ist es dann nicht mehr möglich, einen Eisprung herbeizuführen oder den Eierstock anzuregen, weil ganz einfach keine neue Eizellbildung erfolgen kann.

Was sich die Natur dabei gedacht hat, ist in der sogenannten Großmutter-Theorie (siehe Kapitel 3) teilweise erklärt. Sie besagt, dass – wie in manchen Kulturen noch üblich – Frauen ihre eigene Fortpflanzung einstellen müssen, um der nächsten Generation hilfreich sein zu können, die sich um den Weiterbestand und die Ernährung der Sippe kümmern müssen. Männer können dagegen weiter ihren Samen verbreiten, wahrscheinlich auch deswegen, weil sie in den Urkulturen eher früher im Leben umgebracht wurden als Frauen, entweder auf der Jagd oder im Kampf, und daher die Natur ihre Chancen, ihre Gene weiterzugeben, so hoch wie möglich zu halten versuchten. Frauen hingegen lebten schon in Urzeiten biologisch länger und nahmen dafür den Wechsel in Kauf.

Heute ist der Mensch mit anderen Bedingungen konfrontiert. Sein Leben steht gewissermaßen im Konflikt mit einer „unzeitgemäßen" Biologie, die er von den Urvölkern geerbt hat. Fieberhaft versucht die Forschung, der Biologie nachzuhelfen. In schon wenigen Jahren könnte der Eierstock der Pygmalion der medizinisch unterstützten Fortpflanzung sein. Denn die Medizin arbeitet intensiv daran, in Zukunft die Biologie des Eierstocks zu überlisten und dem programmierten Selbstmord der Eizellen etwas Stichhaltiges entgegenzusetzen, sodass Frauen in Zukunft in jedem Alter ein biologisch eigenes Kind bekommen könnten.

Eizellverjüngung

Ein Ansatz ist, die Eizelle einer jungen Frau zu entkernen und den älteren Eizellkern der werdenden Mutter in die entkernte, junge Eizelle einzusetzen. Das erfordert eine Eizellspende, wobei aber das genetische Material (das ist der Zellkern) der jungen Spenderin komplett entfernt wird. Das verbliebene Gebilde (genannt Zytoplast = Hülle und Zellorganellen = alles außer dem Kern) soll das Kernmaterial der Patientin aufnehmen und durch seine Kraft eine

Befruchtung ganz so wie in jungen Jahren ermöglichen. Nach wir vor ist es sehr schwierig, diese neue Vereinigung herzustellen. Es werden verschiedene chemische und technische Tricks angewendet, die die Fusion befördern, etwa leichte Elektroschocks. Diese Technik ist dem Klonen sehr ähnlich, beim Klonen wird allerdings eine Körperzelle mit einer entkernten Eizelle vereint.

Haploidisierung

Ähnliches könnte man mit Samenzellen machen, ja sogar mit einer Körperzelle eines unfruchtbaren Mannes könnte man eine Eizelle befruchten. Diese sogenannte Haploidisierung könnte eine Technik der Zukunft sein. Dabei wird eine Körperzelle gezwungen, sich so zu verhalten wie eine Geschlechtszelle, also ihr genetisches Material zu halbieren (so wie dies ja biologisch auch im Eierstock bei der Verschmelzung von Ei- und Samenzelle passiert). Auf diese Art und Weise könnten selbst völlig unfruchtbare Männer noch eigene Kinder zeugen oder Frauen, die ihre Eierstöcke verloren haben, schwanger werden. Auch Frauen nach den Wechseljahren könnten so noch biologisch eigene Kinder bekommen.

Leider handelt es sich bei diesen Techniken tatsächlich vorerst um Zukunftsmusik. Denn so einfach wie beschrieben ist die Sache nicht. Genauso wie beim Klonschaf Dolly sind eine Unzahl von Eizellen nötig (bei Dolly waren es 170 Stück), bis ein Versuch gelingt. Bei der Haploidisierung liegt das Problem derzeit noch darin, dass die künstliche Aufteilung des genetischen Materials nicht gleichmäßig gelingt, was zu genetisch krankem Nachwuchs führen würde. Bei der Verwendung von jungen Eizellen als Zytoplast stellt sich ebenfalls die Problematik, dass gewisse genetische Erkrankungen durch die Messenger-RNA (die in der Zelle verbliebene Ribonukleinsäure der Spenderin) entstehen können. Dadurch können auch Erkrankungen der Spenderin auf die Empfängerin beziehungsweise ihre Kinder übergehen. Nichtsdestotrotz sind all die erwähnten Techniken in naher Zukunft (vielleicht in fünf bis zehn Jahren) denkbar, sobald die technischen Probleme gelöst sind.

Eizellbanken

Eine andere Methode wird bereits praktiziert, aber nur vereinzelt und im Forschungsstadium. Sie könnte – abhängig von Kosten und gesetzlicher Lage – schon in drei bis fünf Jahren an den meisten Kliniken Routine sein. Die Methode wird derzeit vor allem in der Krebstherapie angedacht und teilweise auch bereits angewandt. Spezialisten können das Eierstockgewebe krebskranker Patientinnen im Gefrierschrank so einlagern, dass sie dieses nach der Heilung wieder in den Körper der Frau einsetzen können, damit sie trotz vollzogener Chemotherapie noch Kinder bekommen kann (Ovarian Tissue Banking). Das Gleiche gilt bei notwendiger Entfernung beider Eierstöcke.

Eizellbanken wurden bereits in den 60er-Jahren von Carl Djerassi angedacht. Seiner Vision zufolge würden Frauen in jungen Jahren ihre Eizellen einfrieren lassen, dann Karriere machen, und nach dem Höhepunkt ihrer beruflichen Laufbahn ab dem Alter von 45 oder 50 Jahren auf die eingelagerten Eizellen zurückgreifen. Junges Eierstockgewebe produziert nicht nur Eizellen, sondern auch jene Hormone, die mit zunehmendem Alter weniger werden und nach dem natürlichen Wechsel verloren gehen. Das Einsetzen von jungem Eierstockgewebe hätte die Wirkung, dass diese Hormone wieder produziert würden und eine Schwangerschaft wieder möglich wäre.

Erst wenige Kliniken haben das Rätsel, wie man unbefruchtete Eizellen richtig einfriert, geknackt. Denn im Vergleich zu den kleinen, robusten Samenzellen, die sich problemlos einfrieren lassen, ist die Eizelle eine große, wässrige Zelle. Die meisten Versuche, Eizellen einzufrieren, scheiterten daran, dass sich Kristalle bildeten, die die Zelle kaputt machten. Gefrierschutzmittel hilft nur in Maßen, denn wenn die Mediziner zu viel davon dazugeben, wird die Zelle vergiftet. Befruchtete Eizellen sind etwas leichter einzufrieren, weil sie kleiner sind, daher funktioniert die Kryokonservierung bei der IVF für spätere Versuche vergleichsweise gut.

In Österreich dürfen Gynäkologen laut Gesetz Eierstockgewebe (und Eizellen) nur bei der Diagnose Krebs einfrieren oder im Rahmen des Fortpflanzungsmedizingesetzes für Paare, die Kinderwunsch-Patienten sind – also nicht prophylaktisch für alle. Da also die Methode nicht allgemein anerkannt ist, gibt es wohl nur wenige junge Frauen, die sich darüber im Klaren sind, dass die Möglichkeit besteht, sich rechtzeitig ein „Eiernest“ im Gefrierschrank anzulegen. Viele wissen nicht einmal, dass ein Eizelldepot medizinisch möglich ist, geschweige denn wo sie ihre eigene persönliche Eizellbank anlegen könnten.

Präimplantationsdiagnostik (PID)

Bei der Präimplantationsdiagnostik am Prä-Embryo in der Petrischale achten die Genetiker besonders auf die Chromosomen 13, 16, 18, 21 und 22, die bei Fehlverteilungen schwere Missbildungen hervorrufen oder zum Tod gleich nach der Geburt führen können. Gar nicht lebensfähig sind Embryonen mit Defekten an den Chromosomen 1 bis 11 (siehe Kapitel 5). Mit einer molekularbiologischen Chip-Technologie können mittlerweile alle 23 Chromosomen untersucht werden und es ist sogar technisch möglich, Risiken wie jene für Schlaganfall oder Brustkrebs zu testen. Die Genetiker sehen jedoch keine echte Zukunft für derartige Gesamt-Screenings, weil diese zu langwierig sind: Selbst wenn man mehrere Prä-Embryonen testen würde, wäre wohl kaum einer dabei, der keinerlei genetisches Risiko in sich trüge. Wenn der Prä-Embryo zwar kein Herzinfarkt-Risiko hat, wäre es möglicherweise für Krebserkrankungen höher, und so fort. Wohl einzig in China könnten solche Screenings relevant werden, falls die Ein-Kind-Politik fortgesetzt wird, weil Eltern vielleicht bei ihrem einzigen Kind keinerlei Risiko eingehen wollen. In Asien wird auch öfter als in anderen Ländern die Geschlechterselektion gewünscht.

Die Schreckensvision, dass gewisse Paare sich mithilfe von Präimplantationsdiagnostik maßgeschneiderte, etwa besonders großwüchsige, besonders blonde, besonders blauäugige, besonders intelligente Kinder „machen lassen" könnten, stammt jedoch zu großen Teilen aus der Angst vor einer vom Menschen selbst geschaffenen Herrenrasse. Sie ist jedoch mehr ein Horrorszenario denn Realität. Denn morphologische Merkmale wie die Farbe der Haut, Haare oder Augen sind multifaktoriell – das heißt, sie hängen von zu vielen Faktoren ab, als dass die Genetiker einen maßgeblichen Einfluss auf das Resultat nehmen könnten. Einfach gesagt: „Um blaue Augen zu schaffen, müssten die Genetiker etwas hinzufügen, die PID erlaubt ihnen jedoch nur, aus dem Vorhandenen auszuwählen“, präzisiert der Genetiker Markus Hengstschläger. Merkmale wie gute Zähne oder die Sexualität können übrigens nicht genetisch gesteuert werden, denn diese hängen zu 80 bis 95 Prozent von der Umwelt ab.

Gentherapie

Aus der sogenannten Gentherapie ergeben sich neue Formen der genetischen Selektion, die die Zahl der gesund geborenen Kinder bei der künstlichen Befruchtung erhöhen könnte. Bei der Reparatur von Gendefekten der Eizellen im weitesten Sinn („genetic engineering“ oder Gentherapie) werden genetisch gesunde von chromosomal fehlverteilten Eizellen vor und nach der Befruchtung nicht nur unterschieden, sondern auch genetisch repariert. Das heißt, fehlverteilte Chromosomen werden „zurechtgerückt“. Ebenso arbeitet die Forschung daran, dass defekte Gene am Präimplantationsembryo „herausgeschnitten“ und durch intakte ersetzt werden können. Das hätte einerseits Bedeutung für Kinderwunsch-Paare in fortgeschrittenem Alter, bei denen ein hoher Prozentsatz von Ei- und Samenzellen Chromosomenfehlverteilungen aufweist, und andererseits in der Behandlung von genetischen Krankheiten – etwa einer genetischen Veranlagung für Brust- oder Darmkrebs.

Reproduktives Klonen

Reproduktives Klonen bezeichnet die Erzeugung eines oder mehrerer genetisch identischer Individuen. Für den dafür nötigen Nukleustransfer wird dem zu klonenden Organismus eine Zelle entnommen und daraus der Zellkern isoliert. Dieser Zellkern wird in eine in vitro befruchtete Eizelle, deren Zellkern entnommen worden ist, eingesetzt. Das reproduktive Klonen ist gesellschaftlich äußerst umstritten. Dennoch kann es Indikationen geben, wo es gerechtfertigt erscheint.

In die Klinik des Autors kam einmal ein Ehepaar um die 50, das ihren bereits erwachsenen Sohn bei einem Bergsteiger-Unfall verloren hatte und wissen wollte, ob es theoretisch möglich wäre, mithilfe einer Körperzelle des Verstorbenen und einer gespendeten, entkernten Eizelle ein neues Kind zu klonen. Mag man darüber denken, was man will: Theoretisch wäre es möglich, so etwas zu tun. Das zweite Kind wäre dann genetisch ident dem verunglückten ersten. Aber es hätte eine andere Epigenetik, weil zu einer anderen Zeit geboren. Es würde daher andere Dinge lernen und sich anders entwickeln, zumal auch die Eltern älter geworden sind und es aufgrund dieser Erfahrungen anders großziehen würden, eventuell andere Talente fördern oder dem Buben das Bergsteigen verbieten. Abgesehen von der ethischen Frage, was passiert, wenn man absichtlich ein Kind erzeugt, um ein anderes zu ersetzen.

Auch bei 100-prozentiger Unfruchtbarkeit des Mannes wäre reproduktives Klonen ein Thema. Viele solcher Patienten fragen, ob es möglich wäre, die Eizelle ihrer Partnerin mit einer seiner Körperzellen zu befruchten.

Die Technik des Klonens ist weiter entwickelt als die (bessere) Haploidisierung, die noch kaum praktisch erprobt ist. Hingegen wurden schon viele Tierarten erfolgreich geklont, und 2006 berichtete Karl Illmensee in den *Archives of Andrology*, er habe 2003 in den USA erstmals das Erbgut aus Körperzellen einer US-Amerikanerin in zehn Eizellen übertragen. 64 Stunden später habe sich aus einer der Eizellen ein achtzelliger Embryo entwickelt. 2004 und 2005 seien derartige Klon-Embryonen in die Gebärmutter von insgesamt fünf Erbgut-Spenderinnen eingepflanzt worden, ohne dass sich aber eine erfolgreiche Schwangerschaft daraus entwickelt habe. Derzeit könnte man also in so einem Fall schneller durch Klonen zum Ziel kommen.

Stammzellenforschung

Gäbe es keine künstliche Befruchtung, hätte die Forschung keine embryonalen Stammzellen zur Verfügung. Bei der künstlichen Befruchtung werden Prä-Embryonen entnommen, die Stammzellen enthalten. Wer jedoch deswegen versucht ist anzunehmen, dass Stammzellen in der Reproduktionsmedizin künftig eine tragende Rolle spielen könnten, wird enttäuscht: Es gibt erste erfolgreiche Ansätze, aus den embryonalen Stammzellen von Mäusen Ei- und Samenzellen herzustellen – was zwar als entwicklungsbiologisch interessant gilt, aber viel zu umständlich ist, um für eine Befruchtung herzuhalten.

Eizell- und Samenspende

Die Samenspende für Paare bei Unfruchtbarkeit des Mannes ist heute gang und gäbe. Und die Eizellspende ist zwar nicht in allen europäischen Ländern erlaubt, kann aber bei der künstlichen Befruchtung, sofern die Empfängerin gesund ist, vergleichsweise komplikationslos durchgeführt werden. Besonders vor dem Hintergrund immer älter werdender Mütter, die nur mithilfe der Eizellen junger Spenderinnen ein Kind bekommen können, entwickelt sich diese Methode zunehmend zum State of the Art.

Eine Zukunftsfrage sind allerdings die veränderten Familienbilder, die sich daraus ergeben. Schwer einzuschätzen ist etwa das psychische Wohlbefinden von Kindern, die mithilfe von Eizell- und Samenspende gezeugt werden, da sie ihre genetischen Eltern überhaupt nicht kennen. Wenn die Familie etwa aus einer Samenspende ein Geheimnis macht, gilt der Effekt als ähnlich verstörend, wie wenn eine Adoption zu lange verheimlicht wird. Bei einer Eispende existieren des Weiteren Zweifel, ob sich die Mutter-Kind-Beziehung ebenso stark entwickeln kann wie bei genetisch verwandten Kindern.

Auch zur psychischen Gesundheit von Kindern alleinstehender, heterosexueller Mütter, die ihre Kinder mithilfe einer Samenspende und IVF bekommen und sie von Beginn an ganz alleine großziehen, existieren derzeit noch keine repräsentativen Studien. Diese Kinder mussten nicht etwa eine Trennung ihrer Eltern durchstehen, sondern ihr Vater ist ihnen einfach unbekannt. Auf der anderen Seite hätten ihre Mütter mangels Lebensgefährten keine andere Möglichkeit gehabt, sie zu bekommen, als durch eine Samenspende.

Ein Bericht der US-Wissenschaftler Ruth Landau, Ruth

Weissenberg und Igael Madgar geht einen Schritt weiter und hinterfragt die Auswirkungen der Kombination alleinstehende Mutter, Eizellspende, Samenspende und künstliche Befruchtung. Zitiert wird eine Umfrage unter elf alleinstehenden Frauen, die insgesamt 14 Kinder gebaren. Zehn von ihnen waren Erstgebärende und nie verheiratet, eine war seit mehreren Jahren geschieden. Das Durchschnittsalter bei der Geburt war 46, alle lebten in Städten, neun von ihnen hatten abgeschlossene Universitätsstudien. Bis zu 17 Zyklen waren nötig, bevor eine Schwangerschaft eintrat, neun der Kinder wurden per Kaiserschnitt entbunden. Den Müttern zufolge entwickelte sich der Großteil der Kinder normal für ihr Alter, nur drei der 14 Kinder zeigten minimale emotionale Störungen.

Eine der Mütter fasst ihre eigene, persönliche Ausgangslage zusammen: „Da ich traurigerweise niemanden fand, mit dem ich mein Leben teilen kann, aber dennoch eine Familie gründen wollte, dachte ich, es wäre richtig für mich, alleine Kinder zu bekommen. Ich dachte: Gut, es wird niemanden geben, mit dem ich die Kindererziehung diskutieren muss. Ein oder zwei Männer haben mir sogar angeboten, mit ihnen gemeinsam Kinder großzuziehen, aber ich habe abgelehnt und beschlossen, mein Kind alleine aufzuziehen." Eine andere der befragten Mütter räumt ein, dass ihr Kind sie eine Zeit lang „Mutter-Vater" nannte.

In Österreich ist dieser Weg per Gesetz verboten. Ausschließlich zusammenlebende Paare dürfen hierzulande eine künstliche Befruchtung durchführen lassen – von einer Eizellspende ganz zu schweigen. Eizellspenden sind in Österreich im Unterschied zu Samenspenden deswegen verboten, weil es sich dabei nicht um eine schlichte „Spende" handelt, sondern um eine Spende, die mit einem invasiven Eingriff verbunden ist. Operationen dürfen in Österreich aber nur dann stattfinden, wenn eine medizinische Indikation – sprich ein Krankheitsbild – vorliegt. Was abgesehen von den sonst noch im Fortpflanzungsmedizingesetz vorgeschriebenen Restriktionen den Weg zum Kind für alleinstehende Frauen, besonders für jene, die nicht mehr auf der Höhe ihrer Fruchtbarkeit sind, versperrt.

Fortpflanzung im Weltraum

Unter dem Aspekt langer transplanetarischer Reisen gibt es bisher wenige Hinweise, ob und wann im Weltraum Sex praktiziert wurde geschweige denn eine Zeugung erfolgt ist. Große Weltraumbehörden wie die NASA geben sich dazu bedeckt. Jedenfalls stellt die in einem Raumschiff herrschende Schwerelosigkeit ein großes Hindernis dar, sowohl für den Coitus als auch für die Befruchtung. Abgesehen von der Wahrscheinlichkeit von Erektionsstörungen würden die Paare ständig auseinanderdriften und hätten Mühe, sich aneinander zu halten. Forschungskonzepte zur Überwindung dieser Probleme existieren, etwa wurde eine Weltraumbeischlafschaukel erfunden beziehungsweise ein Gurt, der die Paare verbindet, und eine Art Zentrifuge, die vorübergehend die Schwerelosigkeit im Sinne einer zielgerichteten Kraft aufhebt. Aus Tierversuchen mit Ratten weiß man, dass Letzteres auch für die Befruchtung unbedingt notwendig ist, weil ohne eine Art von Schwerkraft die Spermien die Eizellen nicht finden würden beziehungsweise nicht in sie eindringen könnten. Aus den Rattenversuchen weiß man auch von einer gestörten Embryonalentwicklung im Weltraum. So würden sich beispielsweise

Knochen und andere Gewebe schlecht entwickeln. Weltraumbabys können sich vermutlich rasch an ihre Lebensumstände gewöhnen, einem späteren Leben auf der Erde unter voller Schwerkraft wären sie aber vermutlich kaum gewachsen (Muskeln und Herz zu schwach, Knochen zu gebrechlich, Immunsystem zu anfällig).

Fortpflanzung im Weltraum ist somit tatsächlich eine Utopie. Außer, man hält es mit schwedischen Wissenschaftlern, die einen Lösungsansatz versucht haben, indem sie den Zeugungsakt und die Schwangerschaft ganz einfach neu erfanden. Im sogenannten „ersten Zeitalter der Fortpflanzung" findet demnach der Zeugungsakt im Körper der Frau statt und das Baby wird neun Monate lang von der Frau ausgetragen, bevor es den weiblichen Körper bei der Geburt wieder verlässt. Im „zweiten Fortpflanzungszeitalter" wird das Baby außerhalb der Frau im Reagenzglas gezeugt und verbringt die Zeit danach bis hin zur Geburt in ihrem Körper. Im „dritten Zeitalter der Fortpflanzung" sind hingegen Mutter und Kind nie zusammen. Um sich für die Erdanziehungskraft zu rüsten, bleibt das Baby gleich nach der künstlichen Befruchtung einfach neun Monate lang im Brutschrank. Was unerwartet neue Fragen zur Natur der Mutter-Kind-Beziehung aufwirft.

Kapitel 7
Vorbeugen ist besser als Heilen
Was man in Zukunft besser machen kann
Oder: Rückblick und Vorschau ins Ungewisse

In den 60er-Jahren bedeutete „Familienplanung" ausschließlich Verhütung gegen eine ungewollte Schwangerschaft. Die auflagenstärksten Magazine lebten von dem Thema, es war so aktuell, dass es sogar abendfüllende Kinofilme gab, die über Sexualpraktiken und Verhütung aufklärten, die sich gar nicht einmal so schlecht verkauften – auch deshalb, weil den Fernsehmachern das Thema zu intim war.

Im Zuge des medialen Einsatzes im Sinne der Aufklärung über Verhütung verloren die damals jungen Menschen vielfach ihr Fernziel aus den Augen, nämlich die Gründung einer Familie mit Kindern. Und als der Wunsch nach Familie und solider Partnerschaft Jahre später plötzlich wieder aktuell wurde, hatten viele von ihnen jene Grenzen überschritten, die die Biologie jedem zieht. Als Lehre daraus ist in diesem Buch mit „Familienplanung" nicht Verhütung, sondern eher das Gegenteil gemeint. Wenn es früher hieß: „Vergiss nicht die Pille", soll es hier und heute heißen: „Hast du einen Plan, wie du einmal eine Familie gründest?"

Dazu zunächst ein afrikanisches Sprichwort: „Um ein Kind in die Welt zu setzen, benötigt es einen Mann und eine Frau. Um ein Kind großzuziehen, ein ganzes Dorf." Solche „Dörfer" gab es früher auch bei uns und zwar in Form von Großfamilien. Heute wird ihr teils nachgeweint, aber nicht wenige sind froh, ihr entkommen zu sein. Dass es die Großfamilie nicht mehr gibt, wird aber kaum von irgendeinem nennenswerten Teil unserer Gesellschaft als großer Fortschritt empfunden. Zumal sich die Frau emanzipiert hat und ihre neue Rolle Akzeptanz findet. Gerade jetzt erhielte sie als junge Mutter in der Großfamilie jene Freiräume, die der Mensch braucht, um sich trotz Baby und Beruf voll entfalten zu können.

Ohne diese zahlreichen möglichen Stützen und Helfer in der Großfamilie wird der Kinderwunsch der berufstätigen Frau nicht selten aufgeschoben. Wirtschaftliche Überlegungen spielen in den Entscheidungen der Paare eine dominante Rolle. Das ist alles völlig plausibel. Und doch finden sich nicht selten jene Frauen und ihre Partner Jahre später in den Kinderwunsch-Kliniken wieder, wo ihnen nicht immer geholfen werden kann.

Wie tiefgreifend ein Kinderwunsch in diesem Lebensabschnitt sein kann, schreibt Harald Martenstein, Kolumnist von *Die Zeit.* Seine Freude auf ein Bier mit seinem Sohn liest sich wie ein Trauerbekenntnis, ein Spott, und eine darunterliegende Verzweiflung: „Die Zeit, in der Kinder aufwachsen, hat einen Zauber, man denkt an all die Laternenumzüge, an die Schlittenfahrten und an die langen Nachmittage auf Sportplätzen mit einer ähnlichen Sehnsuchtswehmut zurück wie an die erste Liebe oder die eigene Schulzeit. ... Die Kinderlosen bedauere ich. Sie sind dazu verdammt, ihr Leben lang 30 Jahre alt zu bleiben. Solch ein Leben hat keinen Rhythmus, keine Jahreszeiten, es bleibt alles immer gleich, nur das Gesicht, das man morgens im Spiegel sieht, wird allmählich älter ... nein. Halt! So arrogant habe ich vor drei, vier Jahren geredet. Ich habe ja die Seite gewechselt. Ich bin jetzt auch so. Zu meinem leisen Bedauern habe ich ja nur einen einzigen Sohn, mit dem ich Heiligabend wohl ein Bier trinken werde, während er von seinen Abenteuern in Übersee erzählt. Danach wird sich das, was von unserer Familie übrig ist, in alle Winde zerstreuen. Und ich werde darüber nachdenken, was nach der Kindheit, der Schule, der Uni, der Karriere, der Familie und der Elternzeit eigentlich noch an großen Erlebnissen übrig ist. Vielleicht mache ich wirklich eine Fernreise."

(Harald Martenstein: *Die Seiten wechseln, ZEITMagazin*, 23. Dezember 2008)

Hier können seriöserweise keine verbindlichen Empfehlungen gegeben werden, wie und wann idealerweise die richtigen Entscheidungen zur Familienplanung zu treffen sind. Doch wir wollen jenen, die prinzipiell irgendwann Kinder haben wollen, sowie jenen, die sich bereits konkret darüber Gedanken machen, den Denkanstoß geben, ihre Familie besser früher als später und am besten schon in jungen Jahren zu gründen – anstatt sich auf die in Aussicht stehenden medizinischen Möglichkeiten zu verlassen. Denn dann könnte umso mehr Kindersegen dabei herauskommen.

Manche Wissenschaftler propagieren das Einfrieren von Eizellen in jüngeren Jahren, damit Mutterfreuden in einem späteren Lebensabschnitt gesichert erscheinen. Doch für eine effiziente Lösung ist das zu wenig und viele Frauen werden das auch in Hinkunft aus Angst vor Komplikationen ablehnen. „Die Eizellspende mag vielleicht für manche Paare eine exzellente Option sein, kann aber nicht Plan und Strategie für ganze Nationen sein, weil sie zu aufwändig ist", kommentiert der norwegische Reproduktionsmediziner Arne Sunde die modernen, medizinischen Anstrengungen in seinem Land, um den demografischen Absturz aufzufangen.

Jenen, die gerade an der Schnittstelle stehen, den Zug zur Elternschaft zu verpassen, geben solche Möglichkeiten berechtigterweise große Hoffnung. Und doch sind damit nur individuelle Probleme gelöst. Zudem ist es für junge Menschen insgesamt einfacher, rechtzeitig auf natürlichem Weg Kinder zu bekommen. Denn abgesehen davon, dass sie sich dadurch komplizierte medizinische Prozeduren ersparen, verringern sich mit dem Alter die Kräfte, wie Eltern sie benötigen, um einem kleinen Energiebündel wie einem Kind hinterherzurennen.

Auch bleiben Fragen. Zum Beispiel danach, wie sich der Einfluss 40-jähriger Eltern auf Babys und 50-jähriger auf 10-jährige Söhne oder Töchter auswirken würde. Es ist anzunehmen, dass die meisten 40- und 50-Jährigen souveräner, vielleicht jedoch auch ernster an die Dinge des Lebens herangehen als Menschen Mitte 20. Einerseits haben die Älteren einen Reichtum an Erfahrungen und stehen daher gewissermaßen den Aufgaben, die ihnen das Leben auferlegt, gelassener gegenüber als jüngere. Andererseits fehlt ihnen vielleicht auch aufgrund dieser Erfahrungen die Leichtigkeit der Jugend zu einem Teil – sie reagieren weniger spontan als die Jungen. Die beiden Altersgruppen unterscheiden sich in ihrer Körpersprache und in den Vorzügen, die sie solch gesellschaftlichen Faktoren wie Musik, Kunst und Kultur geben. Wie wirkt sich das auf ihre Nachkommen aus? Kommt deren Spieltrieb zu kurz, wird in so einer Familienzusammensetzung weniger gelacht, geblödelt – oder tiefgründiger und mehr? Welche Folgen hat das für die Kinder?

Dass sich sogenannte Nachzügler fast immer von ihren älteren Geschwistern erheblich unterscheiden und dass dies mit dem vorgerückten Alter der Eltern zu tun hat, ist bekannt, aber nicht wirklich erforscht. So scheinen Nachzügler oft sensibler, intelligenter, gelassener und in ihrer Lebensplanung gezielter als ihre älteren Geschwister. Sie scheinen erfahrener bereits in jüngeren Jahren, legen eine schnelle Auffassungsgabe an den Tag und viele von ihnen berichten, eine wesentlich freiere Erziehung genossen zu haben als ihre älteren Brüder und Schwestern. Dass ihre Eltern weniger oft oder weniger lang mit ihnen Fußball oder Fangen spielten, scheint die wenigsten wirklich zu stören.

Einer Studie des Institute of Child Health der Universität Bristol zufolge existieren keine negativen Auswirkungen von später Elternschaft auf die Kinder – im Gegenteil: Die Studienautoren machten Vorteile für Kinder mit älteren Eltern bei Verhalten und Lernfähigkeit aus. So erzielten die Kinder von Frauen, die ihr erstes Kind spät bekamen, bessere Prüfungsergebnisse in der Schule.

Vor diesem Hintergrund möchten wir Partnern mit Kinderwunsch, bei denen es nicht klappt, empfehlen, rechtzeitig zu Untersuchungen zu gehen, denn Vorbeugen ist besser als Heilen. Und wir möchten jene, denen unerwartet eine Schwangerschaft „passiert“, dazu animieren, sich für das Kind zu entscheiden – anstatt dagegen, weil es gerade nicht zu passen scheint. Eine ungewollte Schwangerschaft ist am Anfang ein Schreck, aber jene, die den Schreck überwunden und das Kind behalten haben, verbringen in fast 100 Prozent den Rest ihres Lebens mit dem sicheren Gefühl, richtig gehandelt zu haben. Die meisten Kinder kommen ungeplant und die meisten verbreiten dann doch Glück und Freude.

„Die Frage ist, ob man tatsächlich bereit ist, etwas aufzugeben – oder ob der Kinderwunsch auch etwas anderes transportiert als das Kind selbst. Vielleicht erhofft man sich in Wirklichkeit nicht ein Kind, sondern eher mehr Glück in der Partnerschaft oder den Schlüssel zu persönlicher Erfüllung, wenn man ein Kind bekommt", betont Psychotherapeutin Gerlinde Artaker. „Die Frage ist auch, wie sehr man alles daran setzt, ein Kind zu ermöglichen. Mache ich in meinem Denken Platz für ein Kind, in meinem Herzen, in meinem Handeln – oder mache ich alles, nur nicht das? Eine Entscheidung für ein Kind – bewusst oder unbewusst – ist eine innere Entscheidung. Und oft, wenn man eine Entscheidung trifft, muss man sich dabei auch gegen etwas entscheiden."

Menschen mit Kinderwunsch, sei er stark oder unterschwellig, soll also der Anstoß gegeben werden, eine gewisse Gelassenheit walten zu lassen und Vertrauen in das Leben an sich zu haben und darin, dass ihnen das Leben nichts auferlegt, was sie nicht meistern können. Sie seien dazu ermutigt, ihren Kinderwunsch mit den ihnen gegebenen Mitteln in die Realität umzusetzen. Und je früher sie das tun, desto mehr Kindersegen könnte ja dabei herauskommen.

Stichwortverzeichnis